船瀬俊介
Funase Syunsuke

買うな！使うな！

あなたの常識を疑え——CMに騙されるな！

身近に潜むアブナイものPART 1

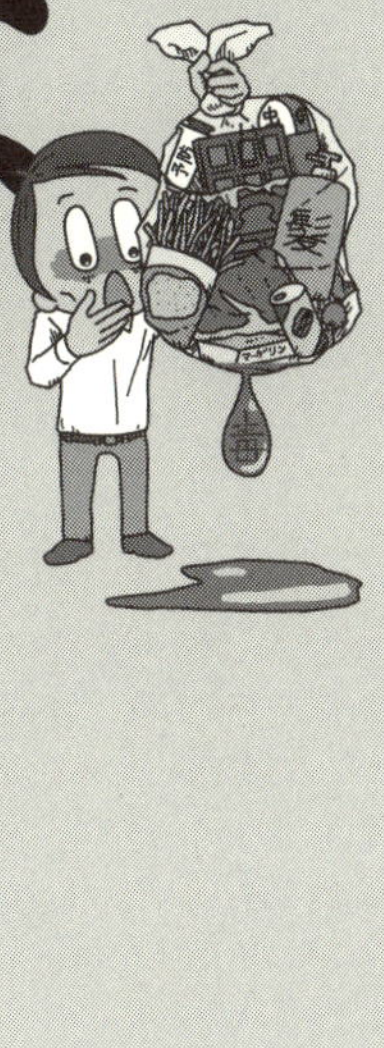

共栄書房

買うな！　使うな！　身近に潜むアブナイもの　ＰＡＲＴ１◆目　次

まえがき──7

1 まさか、こんなモノが！

❶ ジャガイモ揚げたら発ガン物質！
基準値一二八〇倍超！──12
❷ マーガリンはすぐやめろ
〝トランス脂肪酸〟のワナ──17
❸ 金髪・茶髪はヤバイぞ！──23
❹ ああ抜ける、ハゲる……
シャンプーは毒物エキス！──28
❺ 虫除けスプレー〝シュッ！〟
で子どもは中毒──33
❻ 清涼飲料やドリンク剤は
〝有毒ベンゼン〟入り！──38
❼ 缶コーヒーは、飲んではいけない！──43

2 現代人の脳がアブナイ！

❶ 続発する凶悪事件──化学物質汚染で〝発達異常〟──50
❷ 身のまわりは脳を破壊する〝環境ドラッグ〟だらけ──55
❸ 精子激減……！ 環境ホルモンで不妊症が激増──61
❹ 子どもに〝覚醒剤〟
──ADHD治療薬〝リタリン〟の恐怖──66
❺ 合成着色料はアトピー原因、心を狂わせる──71

3 おっと、あぶない農薬・殺虫剤

❶ ミツバチ全滅……！　恐怖の農薬〝ネオニコチノイド〟――78
❷ 〝悪魔の新・農薬〟――ネオニコチノイド、恐怖の正体――83
❸ 有機リン系殺虫剤――身のまわりに潜む神経毒ガス――88

4 まだ、肉を食べているのですか？

❶ 「肉食」は、人類も地球も滅ぼす――94
❷ 〝肉〟こそ最悪の農薬汚染食品だ……！――99
❸ 成長異常、発ガン……狂牛病より怖い？〝成長ホルモン〟――104

5 甘いモノに気をつけろ！

❶ 白砂糖は猛毒だ！　心も体も狂わせる――112
❷ 甘い物好きは低血糖症から統合失調症へ――117

6 あふれるアブナイ薬、飲んではいけない！

❶ 〝メタボ健診〟で〝病人〟にされ薬漬け地獄に――124
❷ 怖い降圧剤――記憶喪失、心臓マヒ、尿失禁、インポ――130
❸ 筋肉が溶ける！ コレステロール降下剤の恐ろしさ――136
❹ 飲むな！ 血糖降下剤――死亡したり、暴力振るったり――142

7 インフルエンザ治療薬で、わが子が自殺……

❶ インフルエンザ治療薬〝タミフル〟で自殺続出の怪――150
❷ 効かない、怖い！ ワクチンで死亡事故――155
❸ インフルエンザ・ワクチンで急死した！――161

8 おたくの水道水でガンになる

❶ 水道の水を飲むと発ガン率三倍に……！――168
❷ あぶない大手メーカー浄水器！ 有害銀イオンが溶け出す――173
❸ アオコ毒――水道水に潜む〝緑の毒〟で死者続出！――179

9 あなたの住まいがあぶない

❶ あなたも家族も〝殺す〟
……猛毒ハウスの戦慄 ―― 186

❷ ビニールクロス住宅は恐怖の猛毒
〝カビ屋敷〟 ―― 192

❸ 団地、マンション族は、
コンクリートで九年早死に……！ ―― 198

10 身近にあふれるアブナイ〝毒〟

❶ 食べるな！ 危ない輸入食品
――アジア発の食品は危険 ―― 206

❷ 時限爆弾アスベスト――建物の
解体現場には、絶対近づくな！ ―― 212

❸ 塩ビ製品に気をつけろ！
発ガン環境ホルモンだ ―― 217

❹ 大都市の湾岸地下に、猛毒物が眠る
――ベンゼン四万三〇〇〇倍 ―― 223

❺ 毒物で〝洗濯〟！
ドライ・クリーニングでガンになる ―― 228

❻ 「青汁」健康法に落とし穴
――猛毒！ 硝酸塩汚染 ―― 234

❼ 粉ミルクで子どもは早死に――過成長の悪夢 ―― 239

あとがき ―― 245

まえがき

『買うな！　使うな！』

この本のタイトルに、びっくりしたひとも多いでしょう。

ページを、めくれば、さらにおどろくことが書いてあります。

「はじめて知った」「ほんとうかよぉ？」

それが、とうぜんの反応だと思います。

「だって、テレビじゃ、そんなことまったく言ってないぜ」

「新聞でも、見たことないわ……」

首をかしげるのも、またあたりまえです。

●

いまや、テレビも、新聞も、ほんとうのことを教えてくれません。

なかには、必死で伝えようとしているひとたちもいます。

でも、そんな記者やディレクターは、飛ばされてしまうのです。

だれに……？

スポンサーという〝神様〟にです。新聞もテレビも、広告費を払ってくれる企業がいるから番組を作れる。放送を流せる。記事を書ける。これら制作経費は、ほとんどが企業からのおカネです。新聞も読者の購読料と企業の広告費は半々です。

企業が広告料を払ってくれなかったら、収入半減……。おそらく新聞社は倒産するでしょう。

●

だから、マスコミは大企業という広告主に、アタマが上がらないのです。現場は、いつもビクビクおびえています。いつなんどき、〝神様〟が怒るか、わからないからです。

いっぽうで、日本は企業社会です。企業が提供する商品とサービスで、わたしたちの暮らしは、なりたっています。その商品とサービスが悪かったら、わたしたちの暮らしも悪くなります。暮らしの積み重ねが、わたしたちの人生です。

だから、悪い企業社会に住んでいると、わたしたちの人生も悪くなるのです。

つまり、日本人の人生の質を決定づけるのは、企業の質です。

その企業の質が、どんどん年々悪くなっています。劣化しています。

どうしてでしょう?

●

それは、メディアの質が劣化しているからです。そもそも、新聞やテレビなどメディアは、社会をチェックする役割をになっています。

だから新聞は「社会の公器」と言われてきたのです。メディアは「社会の木鐸」と言われます。それは「世人を覚せいさせ、教えを導く」という意味です（孔子著『論語』）。しかし、その本性は、〝神様〟の顔色をうかがい、つねに、おびえた存在なのです。

では、公共放送のＮＨＫはどうでしょう？

その〝神様〟は、政権政党です。わかりやすくいえば自民党です。そのスポンサーが大企業なのです。なぁーんだ、マスコミとおんなじ構図じゃん。あなたは、可笑（おか）しくなったはずです。そして、小さな〝神様〟の上には、さらに大きな〝神様〟が君臨しています。

●

それがロスチャイルドやロックフェラーなどの超巨大財閥です。ロスチャイルド財閥だけで、地球の富の約七割を支配しているそうです（『秘密結社の謎』並木伸一郎著　三笠書房）。ちなみにロックフェラー財閥は世界の経済生産の一割を独占している、という。たった二つの一族だけで、世界の約八割の富を握っているのです。世界の超大企業のほとんどは、この二大財閥の支配下にあります。

地球は一％にハイジャックされ、残り九九％は、そのことに気づきもしない。そう警告するひとたちがいます。それは、どうも真実のようです。

テレビや、新聞が、ほんとうのことを伝えない。それは、世界のマスコミもまた、これら一％に完全に支配されているからです。

だから、わたしたちの残された手段は、クチコミしかありません。

伝えあう。知らせあう。

「知らない」ことは、罪です。なぜなら、あなたの、あなたの家族の、健康と命が損なわれるからです。愛しい家族の命すら、失われるからです。

あなたの家族が、笑顔で、すこやかに日々を暮らす。

……そのことを祈って、この本をおとどけします。

1 まさか、こんなモノが！

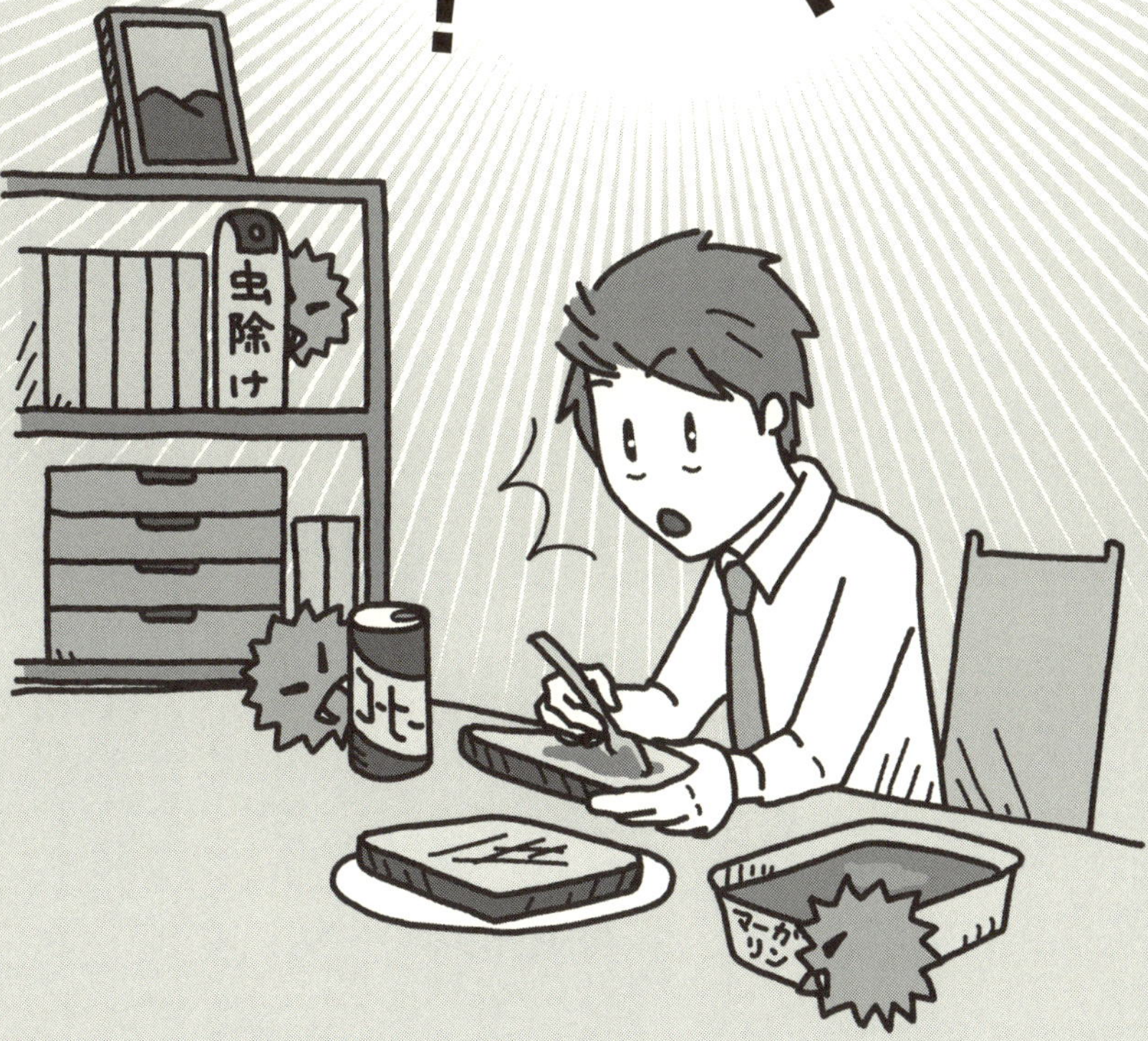

❶ ジャガイモ揚げたら発ガン物質！　基準値一二八〇倍超！

油で、高温で、長く揚げるほど……

「ポテトフライを、よく食べる女性は乳ガンにかかりやすい」

最近の海外報道に、わたしは「やっぱり……」と一人、合点しました。

子どもが大好物なのがポテトフライやチップスなどのスナック菓子。その人気商品から強い発ガン物質が検出され、世界的な騒動になっています。

その物質名は〝アクリルアミド（ＡＡ）〟。

二〇〇二年五月一七日、イギリス食品基準局（ＦＳＡ）が「ポテトや穀物を油で揚げた料理に、発ガン物質が多量に含まれる」と発表したのです。

「油で揚げる時間が長いほど、温度が高いほど含有量は増える」に、世界は騒然……。

ＦＳＡ実験では――。

Ａ・生ポテト、Ｂ・茹でたポテト、Ｃ・揚げポテトの三種類を比較（Ｃはオリーブ油で一五分加熱）。その結果、Ａ、ＢにはＡＡは全く含まれなかったのに、ＣだけにＡＡの大量含有が確認されたのです。ＦＳＡ研究者によれば「油で揚げる調理方法が原因だろう。バーベキューの肉、オーブンやグリルで焼いた食品全体にＡＡが発生するおそれがある」と指摘。

五段階で二番目〝強い〟発ガン物質

同年の一〇月三一日には、日本の政府機関による調査でも、スナック菓子類をはじめ、身のまわりのおなじみ食品類から軒なみ、この発ガン物質が検出されたのです。そもそも〝アクリルアミド（AA）〟とは、接着剤やプラスチックなどの工業原料。多量に吸い込むと目の粘膜炎症、手足のしびれ、意識障害などを起こす毒物。それより、怖いのは強烈な発ガン物質であること。国際ガン研究機関（IARC）は、その「発ガン性レベル」を、五段階評価で上位から二番目（2A）にランク付けしています。これはディーゼル排ガスなどと同等の格付け。ラットに投与した実験では乳ガン、子宮ガンの発生が確認されています。化学工業の原材料なので、まず工場労働者に中毒事故が続発して、その毒性が注目されたのです。

飲料水の安全基準の一二八〇倍！

AAについてWHO（世界保健機構）は飲料水について安全基準値を定めています。

FSA実験では、その一二八〇倍ものAAがポテトフライなどから検出され、研究者を驚愕させています。ちなみにスウェーデンの調査では、市販のポテトチップスからはWHO基準の五〇〇倍、ファーストフード店のフライドポテトからは一〇〇倍ものAAを検出しています。

工業原料の〝毒物〟が、なぜ、おかどちがいのポテトフライから検出されたでしょうか？　これら検出された〝アクリルアミド（AA）〟は、外から汚染されたり、添加されたものではないことだけは、はっきりしています。まさに、ミステリー……。

その謎は、加熱の温度に秘められていました。

ＡＡショックの震源はスウェーデン。二〇〇二年四月、ストックホルム大学の研究チームが「炭水化物を含む食品を、高温で揚げたり、焼いたりするとＡＡが合成される」というショッキングな事実をつき止めたのです。

中でも、ポテトフライとポテトチップスに生成されたＡＡの量は、飛び抜けて高かったので、全世界に、〝ポテトフライ・ショック〟を引き起こしました。

その理由は、これらが、飛び抜けて高温の油で揚げられていること。さらに、ジャガイモはＡＡに変わりやすい成分を多く含有している。その二点によるものでした。炭水化物の一種が、高熱により、毒性物質を化学合成してしまったのです。

危険レベル！ ポテトフライ好き人間

四社のファーストフード店のフライドポテト一グラムあたりから最大〇・七八四マイクログラムを検出。また、国産六社のポテトチップス一グラムあたりからも最大で三・五四四マイクログラムが検出されました（国立医薬品食品衛生研究所の調査）。（※マイクロ：一〇〇万分の一）

おそまつなのは、強い発ガン性が疑われているにもかかわらず、日本の国内にＡＡの安全基準すらないことです。ドイツは二〇〇二年八月、食品一グラムあたり一マイクログラム以下……を目標値とする規制案を作成。またEU（ヨーロッパ連合）も「水道水中の安全基準」を一cc中、〇・〇〇〇一マイクログラムと決定。WHOも「AAを毎日五三マイクログラム摂取すると、一万人中七人に発ガンリスクがある」と推計。「日本人の一日あたり平均AA摂取量は、最大四〇・七二三マイクログラム（体重五三キログラム成人の場合。国立医薬品食品衛生研究所の試算）」

厚労省は「健康には問題ない量」というが、それはあやまり。これは、あくまで平均値。ほとんどポテトチップスを食べていない人もいれば、毎日のようにポリポリ食べている人もいる。だから、平均値を出して「問題ない量」という論法は、根本的にあやまりです。〝安全論〟でよく使われる詐術なので気をつけたい。

この問題を報じた『東京新聞』（二〇〇二年一一月一七日）も「カウチポテト族やファーストフード店の常連は、WHO推計値より大きなリスクにさらされる計算になる」と警告。

「揚げ物は避ける」これがベスト

しかし、この〝アクリルアミド（AA）〟問題は、これまでの食品汚染とは根本的に異なります。天然・自然なポテトを加工する段階で、発ガン物質が発生すること自体が、尋常ではありません。その元凶が「調理における高温」とは、人類文明に対する警鐘ともいえます。わたしも、以前より油で揚げるフライ食品について「あんな高温で調理して問題ないのかな？」と、いささか疑問に思っていました。その不安は、まさに、〝アクリルアミド・スキャンダル〟で的中したのです。

水の沸騰温度は一〇〇℃。これにたいして油料理は二〇〇℃〜四〇〇℃にまでたっする。これら超高温の調理は、自然界でもありえない温度です。不自然なことを行えば、不自然な結果を招く――これは因果応報の真理。AAの脅威は、不自然なことを避けよ……という神（大自然）の教訓なのかもしれません。

このAAスキャンダルに、日本ポテトチップス協会は「揚げる温度、時間など調理方法の再検討」を始めています。

スウェーデンでも①揚げ物を避ける、②野菜、繊維質の多い穀物を摂る。③喫煙者はできたら禁煙を（AA摂取が増えがち）……など、政府（食糧庁）が指導しています。

❷ マーガリンはすぐやめろ!! 〝トランス脂肪酸〟のワナ

〝キラーオイル〟米国全面禁止

トランス脂肪酸の別名は、〝キラーオイル（殺人油）〟です。

「トランス脂肪酸の使用を三年以内に全面禁止する」

二〇一五年六月、アメリカ政府の発表です。

「トランス脂肪酸の摂取削減で、年に約二万件の心臓発作と七〇〇〇人の死を防ぐことができる」（FAD、米国食品医薬品局）。マーガリンの主成分は、このトランス脂肪酸。よって、三年以内に全米でマーガリンが姿を消すことは確実です。

デンマーク、スイスなど実質禁止といってよい厳しい規制を設けています。オーストラリア、ニュージーランドも厳しい規制があります。世界は確実に、この〝殺人オイル〟の追放に向けて動いているのです。これまでの経過をたどってみましょう。

虫も寄り付かないプラスチック食品

「健康にいいから、バターよりマーガリンよ」

という主婦は多いでしょう。また、「植物性だから、ダイエットによさそう」とマーガリン派の女性も多く、バターよりもサラリとしたタッチのため愛用しているようです。

ところが「マーガリンは危ない」という警告が、最近マスコミを賑わすようになってきました。これは、「マーガリンはヘルシー」と信じ込んできた消費者にとっても大ショック。いったい、どこがアブナイのでしょう。

一部業界ではマーガリンのことを〝プラスチック食品〟と呼んでいます。それは、次のエピソードに由来します。

戦後アメリカの有名な自然派運動家フレッド・ロー氏は、一九六五年から一九七三年まで自然食品ショップを経営していました。そのとき彼は、知人の食品工業エンジニアから「マーガリンの主成分である水素添加した脂肪分子は、プラスチックそっくりだよ」と聞かされびっくり。さらに化学者たちは、その水素添加を「オイルをプラスチック化する」と呼んでいることに興味を抱き、マーガリンの蓋を開けて放置しておきました。すると、プラスチックさながら、まったく虫も寄り付かず、変化もしませんでした。そこでロー氏は皮肉を込めてマーガリンを〝プラスチック食品〟と名づけたのです。

植物油＋水素で〝トランス脂肪酸〟に

しかし、この油のプラスチック化は、食品業界にとって都合がよかったようです。

虫もつかなければ防虫効果になり、変化しなければ酸化防止効果になる……。

二〇〇四年に封切られて世界的に話題になった「スーパーサイズ・ミー」というドキュメント映画があります。これは、映画監督が自らマクドナルド食品を三〇日間食べ続けるという人体実験をしたもので、そのときフライドポテトを常温で二ヵ月間、放置しておいても腐らなかったそうです。これも専門家は「プラスチック化された油でコーティングされていたから」とみています。

植物油に水素結合させて固形油脂にすれば、保存性が高まります。そんな〝裏技〟が今盛んに行われているのです。

マーガリンとは、そもそも液体の植物油に水素添加して固体化させたもの。植物油の不飽和脂肪酸の水素の足りない場所に、強引に水素結合させてできた〝人工油脂〟です。

こうして完成したのが悪名高い〝トランス脂肪酸〟です。植物油に比べて、酸化しにくく保存性が高いので、バター代用品として、あっという間に世界中に広まりました。動物性油脂のバターより、植物油原料で健康にもよい……という〝幻想〟も、普及を加速していったのです。

心臓病、免疫低下、クローン病……など

そのマーガリン成分の意外な危険性が注目を集めています。

「水素添加して人工的に造られた〝トランス脂肪酸〟は、体内で代謝されにくい構造になっていて、悪玉コレステロール（ＬＤＬコレステロール）を増大させるだけでなく、善玉コレステ

ロール（ＨＬＤコレステロール）を減少させてしまう働きがあることも、明らかになっています」とオーガニック・フード・コーディネーターの大塚陽一氏は警告しています。

「これは、心臓病などの疾患を引き起こす要因になります。また、脂肪酸は細胞膜を構成する物質ですが、〝トランス脂肪酸〟で形成されると、それの細胞膜は弱く、免疫機能が低下すると指摘されています」（『食品と暮らしの安全』№１９３）

「健康にいい」と信じてきたマーガリンが、心臓病や免疫低下の引き金になるとは……。

その他、かつてドイツではマーガリンは慢性腸疾患〝クローン病〟の原因と警告されています。マーガリンの発売開始の時期および、地域と、〝クローン〟患者の出現が一致していたのです。

アメリカは全面禁止

ドイツをはじめフィンランド、デンマーク、スイスでも〝トランス脂肪酸〟含有量が、年々厳しく規制されています。その歴史を見るとデンマークでは加工食品に含まれる〝トランス脂肪酸〟量の上限値を、最大一〇％としていたのを、二〇〇三年六月から二％にまで引き下げ、肥満大国アメリカでも対策がスタート、二〇〇六年から食品中の〝トランス脂肪酸〟の含有量表示が義務付けられ二〇一五年に、全面禁止を発表。

特に米マクドナルド社の裁判敗訴は業界にも衝撃を与えました。

同社は、揚げ物に使う調理油を「〝トランス脂肪酸〟の少ない新タイプに切り替える」と発表しましたが、実際は実施が遅れた。その事実を公表したところ、「消費者への告知が不適切だった」と消費者団体・CSPI・アメリカ公益科学センターに告訴され、裁判で和解金約八五〇万ドル（約九億円）を支払う羽目におちいった。アメリカ消費者団体の敢闘精神はあっぱれ。

これらの事例で分かるように、EU（欧州連合）もアメリカ政府も、〝トランス脂肪酸〟の有害性を公的に認め、ついに全面禁止としたのです。世界保健機構（WHO）も二〇〇四年五月に「摂取量規制」を警告しました。

日本は〝危険レベル〟がゾロゾロ！

日本では、〝トランス脂肪酸〟の有害性はまったくといってよいほど知られていません。

市販マーガリンやショートニングは、デンマークの〇三年度の含有規制値二％を超えるものがゾロゾロ。例えば、「明治コーンソフト」九・〇％、「ラーマ（バター風味）」八・一％、「日清ショートニング」一四・七％……。これに比べて「小岩井マーガリン」一・五％、「雪印バター」一・七％と少ないのは立派。ちなみにマック・フライドポテト（Mサイズ）とコーヒーにスジャータを入れただけで、〝トランス脂肪酸〟摂取量は四・八四グラムととんでもない量に。「問題は少ない」とされる日本人平均の三倍以上にたっするのです。市民グループ・食品と暮らしの安全基金は、「スーパーなどの揚げ物は避けるべき」と注意。「使いやすい水素添加した油を使っている」可能性があるといいます。

　また「生クリーム、ホイップクリーム……などで『**植物性**』表記のあるものも**避ける**」よう忠告しています（『食品と暮らしの安全』前出、参照）。たかがアブラとあなどれません。

❸ 金髪・茶髪はヤバイぞ！

若者よ！　気をつけろ。ヘアカラー剤から有毒環境ホルモン！

いまや街を歩いても茶髪どころか金髪の若者を見るのも珍しくない。

ところが毛染めには恐ろしい毒性があるのです。

皮ふ炎、カブレだけではない。発ガン性や環境ホルモン作用まで警告されています。

国民生活センターにもヘア・カラーで「かゆみ」、「湿疹」、「ただれ」などの苦情が毎年寄せられている。それも九九年度一七件、二〇〇〇年度二四件、二〇〇一年度三〇件超……と年々増え続けています。安易な毛染めはやめたほうがいい。

ところが「日本人に、なんで金髪か！」と怒っても「頭のカタいオヤジ」と若者らはせせら笑う。最近は子どもにまで茶髪にして悦に入っているバカ親までいる。

「ほっといて！　表現の自由なんだから……」と若い母親は口をとがらせそう。

なるほど、個性の発揮、ファッション。それなら、ほっといてもよい。

ただし、日本の子どもや若者の健康を考えると、昨今の茶髪ブームはほっておけない。

遺伝子損傷でガン、奇形などが多発

もともと毛染め剤は、強烈な発ガン性があります……。

皮膚科医は警鐘を乱打しています。なかでも最凶の毛染め成分がパラフェニレンジアミン。もっとも古典的毛染め剤で「パオン」などの主成分。遺伝子（ＤＮＡ）の二重ラセン構造にはまり込み、ちょうど橋（ブリッジ）のように結合する。この遺伝子損傷でガンや奇形などが高率で発生するのです。さらに再生不良性貧血の原因にもなります。厚労省研究班ですら警告しています。

「メチャクチャに突然変異原性がはげしい」

ある皮膚科医は首を振った。

「……法律で禁止したほうがいいくらいの薬剤です」

そんな猛毒毛染め剤を筆頭に、さまざまな薬剤がヘア・カラー商品には配合されています。市販品には通常でも一五種類前後の化学物質が配合されています。パラフェニレンジアミンでわかるように〝毛が染まる〟のはタンパク質などが化学反応を起こしているからです。だから皮ふに付着すると皮ふ組織が損傷を受ける。炎症、ただれ、かゆみ……などなど。

さらに体内浸透してさまざまな毒性を発揮します。いわゆる「経皮毒」です。ヘア・カラーだけでない。シャンプーやヘアケア商品なども頭皮から皮下浸透する。〝ケア〟ではなく〝ダメージ〟を与える。ＣＭにだまされてはいけない。

子ども毛染め肯定派が五割を超えた！

ヘア・カラー商品には「皮ふに付着しないように注意してください」などの「注意書き」がありますす。しかし、そもそも皮ふに着かないように毛染めするのは不可能です。だから、確実に「経皮毒」で体内に浸透します。

また個々の化学成分は刺激が少ない量でも、約一五種類もの総量で危険性ははねあがる。複数化学物質が共存すると、さらに掛け算で毒性が強まる。いわゆる〝相乗毒性〟です。

なのに〝毒性〟商品ヘア・カラーは日本人に定着してしまった。街にはカラーリング専門店まで登場している。茶髪年齢も、どんどん若く、低学年化している。

東京都が都民約二〇〇〇人を対象に行ったアンケート調査があります。

「小学生から高校生くらいの子が髪を染める」ことについての質問には「目立たない程度ならかまわない」（二七％）、「別に気にならない」（二〇・五％）……など肯定意見が五〇％を越えていた。じつに寛容というか鷹揚。これは一九九九年実施アンケートなので、現在は、さらに肯定派は増えているはずです。

ところが、肯定派は毛染め剤が〝毒物〟であることを、まったく知らない。ただ外見だけの是非を回答しているにすぎない。

ヘア・カラーが若者、子どもたちの健康にダメージを与えることを知ったら「気にならない」どころではないはずです。

環境ホルモン、炎症作用を実験証明

北里研究所病院・臨床環境医学センター（坂部貢研究員ら）が市販毛染め剤（三品目）のテストを行っています。

これら薬剤を、なんと一〇〇〇億分の一という超々低濃度にうすめて、人の乳ガン細胞に添加して変化を観察したのです。すると、すべての検体で、ガン細胞増殖が確認されました。これは、毛染め剤に女性ホルモン様の環境ホルモン作用があることを示します。増殖率がもっとも高い商品では、乳ガン細胞は約四五％も増殖しました。

さらに同じ毛染め剤をヒト表皮細胞に添加してみました。

その結果、三検体すべてではっきり「炎症性刺激」を示す物質が通常の約二倍分泌されたのです。毛染め剤が皮ふ炎症を起こすことが立証されたのです。

次にマウス背中に約一×五センチ幅でヘア・カラーを毎日塗布して二週間観察。この実験で、女性ホルモン刺激によって生じる特殊タンパク質量が表皮に一・四〜一・七倍出現しました。

こうして、ヘアカラー塗布実験で皮ふ炎症、発ガン、皮ふ炎が証明されたのです。

膠原病など自己免疫疾患、胎児毒性など

「毛染めは皮ふ炎、さらには膠原病のような自己免疫疾患にかかるリスクを高める」と同センターは警告します。

子どもを茶髪にする親は、炎症や発ガン性のある〝毒物〟を子どもの頭にまぶしている。
知らぬことほど恐ろしいものはない。

「また、妊娠中の女性が毛染めを使用すると胎児にも悪影響の恐れがある」とは恐ろしい。

さらに「身体器官の発達が未熟なものほどホルモンの影響を受けやすい。胎児や小さな子どもは毒物に対する脳のバリア機構も未熟で、その影響は計り知れない」と坂部研究員は警鐘を鳴らす（『東京新聞』二〇〇二年五月八日）。

毛染めや茶髪の恐ろしいのは、いちどやるとやめられなくなること。たとえば黒髪、茶髪、金髪に〝カッコよく〟染め上がったとしても、時間がたつと、髪はのびてくる。すると白と黒、あるいは黒と金髪などの〝ツートン・カラー〟になる。これは超カッコ悪い。そこでヘア・カラーから抜け出せなくなる。まるでアリ地獄です……。

すると、たえまなく約一五種類もの成分が「経皮毒」として体内に浸透してくる……。身体はじわじわと、その毒性に冒されていくのです。安易に毛染めに手を出してはいけない。

❹ ああ抜ける、ハゲる……シャンプーは毒物エキス！

髪はせっけんで洗う……これが正しい

「髪、地肌をすこやかに……！」

あい変わらずテレビＣＭには、素敵なムードのシャンプーがあふれています。

さらに、さまざまなヘアー・トリートメントも花盛り。だから、老若男女……洗髪には、これら市販シャンプーを使うのがあたりまえとなっています。

そこで、わたしが「髪は浴用せっけんで洗っている」というと「エェーッ！」という素頓狂（すっとんきょう）な声を上げて驚くのです。そして心配そうに「せっけんで髪を洗って、だいじょうぶ？」。

彼らは、髪は市販シャンプーで洗うもの……と繰り返しＣＭで、頭にすりこまれてしまっているからです。これぞ、マスコミＣＭによるマインドコントロールの典型。

わたしは、これまでベストセラー『あぶない化粧品』（三一新書）以来、二〇冊あまりの著書で、化粧品やシャンプーの害について告発してきました。

たとえば、『どうしても化粧したいあなたに』（三一新書、一九八八年）では、帯に「輝く髪と素肌のために」とあります。

〝朝シャンプー〟でハゲ激増の悲喜劇

当時、巷を賑わしていたのが〝朝シャンブーム〟。

毎朝、シャンプーをして出かける女子高生やOLがあたりまえで、これを〝朝シャン族〟と呼びました。中には帰宅してからまた洗う〝晩シャン族〟も……。いわゆるダブルシャン族。一九八〇年代半ばから急増した〝朝シャン族〟。まさに異様なブームでした。九〇年代に取材旅行で渡米したとき、西海岸の新聞に「日本で〝朝シャンブーム〟なる奇妙な現象が広まっている」とのっていたのにはビックリ。買い求めて読んでみると「これはシャンプーメーカーが仕掛けたもの」と冷静に分析していました。日本のマスコミだったら、そんな本当のことは、絶対に書きませんね。

しかし、さすがのマスコミも異様なブーム加熱に警鐘を鳴らし始めました。

まずテレビ朝日の『ニューステーション』で「失礼ながら女性の〝ハゲ〟が最近深刻……」と特番。サブタイトルは「脱毛症はなぜ起きる」（一九八八年二月一六日放送）。

つづけて、NHKも『おはようジャーナル』で「髪の毛痛めていませんか……シャンプーブームの中で」（同年二月一八日放送）と呼びかけていました。

ネズミは背中がただれて死んだ

さらに「朝シャンギャルを襲うユル・ブリンナー症候群」とダイレクトなのは『週刊大衆』

（同年二月二二日）。ユル・ブリンナーとは映画「荒野の七人」などで有名なハリウッド俳優。ツルツル頭が売り物だったことから、この皮肉タイトルになりました。

そこで「ある機関が市販シャンプー——一一種類の原液をハツカネズミの背中に塗る実験をしたら、九種類のシャンプーで皮下出血をおこした——」と警告し「ハゲ頭が増えたのは、合成洗剤のシャンプーが一因と指摘する大学教授がいる」と報道。

それは、三重大学医学部の坂下栄博士の有名な実験を指しています。

市販シャンプー原液を一回塗布しただけで、ネズミの背中は無残にただれ、出血し、脱毛して、最後は巨大なカサブタとなって剥落した。あわれ、約三割のネズミは途中で死んでしまった。シャンプーに含まれる毒性成分を皮下吸収したためです。つまり、市販シャンプーの正体は猛烈な「経皮毒」だった……。

これにたいして、せっけん原液を塗布したネズミの背中はまったく異常なし。すべすべ健康そのもの。自然なせっけんの安全性が証明されました。

正体は何十種類もの毒物エキス

ＣＭの市販シャンプーに配合されている合成界面活性剤の毒性は「皮ふから吸収され、皮膚、粘膜、目を刺激する。発ガン性の報告がある（亜硝酸と反応して発ガン性ニトロソアミンを生成するとされる）」など驚愕毒性のオンパレード。さらに「変質防止剤」には「皮ふ、粘膜に刺激、ぜんそく、皮ふ発疹などのアレルギーを起こす」、保存剤には「皮ふ、粘膜、眼、鼻、咽頭に刺激。飲み下すと胃障害を起こす。多量で過敏状態、尿失禁、けいれん、運動失調、てんかん様けいれん……など強い急性毒性」……。これには、背筋が寒くなる。それらが何十種類と含まれる。なにしろ、シャンプーに配合されている成分のほとんどが毒性成分。たとえば「タール色素」には「皮ふへの刺激、発赤など強い毒性、変異原性があり発ガン性の疑い」……などなど。つまり市販シャンプーは、毒物のエキスだったのです。だから、ネズミの背中がただれて、血を吹いて、次々に死んだのもあたりまえ。

〝朝シャンブーム〟で女性のハゲ五倍

なんと一九八五年から激増した〝朝シャンブーム〟のために、わずか五年ほどで、女性用カツラ売り上げは五倍強に……！（アデランス調べ）。

まさに、シャンプー売れればカツラ屋が儲かる！

坂下博士は電子顕微鏡で合成シャンプーとせっけんシャンプーの違いも観察しています。

その結果、合成シャンプー派は、髪も細く、頼りない。毎日、合成シャンプーする一五歳の少女の毛髪は保護層キューティクルがすべてはがれて、まるで杉の皮を剥いだように無残。いっぽう、せっけんシャンプー愛用派は、髪も太く、キューティクルも整然として健康そのもの。これほど毒性のある市販シャンプーで、毎日シャンプーすれば髪はボロボロ、地肌もガサガサになるのは当然です。

哀れ——ハゲにいたる七段論法……アリ地獄

そして、哀れ、ハゲにいたる七段論法は……。

①朝シャン（毎朝シャンプー）→②枝毛に悩む（枝毛防止剤）→③シリコン・ヘア（シリコン滞留）→④パーマがかかりにくい（パーマにむら）→⑤より強いパーマ液使用（有害パーマ液）→⑥炎症、フケ症（頭皮損傷）→⑦髪がパラパラ抜け落ちる……まさに哀れこっけいなるアリ地獄。

バックアップにつかわれる各種リンス剤やトリートメント剤なども毒性物質だらけ。振りかければ振りかけるほど……ヘアケアするほど……ダメージになる。すると化粧品メーカーは、ニッコリCMで、こう呼びかけるのです。

「あなたの髪や地肌……傷んでいませんか？　髪にやさしい××シャンプーを！」

わたしは、これら、ばかばかしいマッチポンプの犯罪商法に呆れて、生れてこの方せっけんシャンプーオンリー。だから六五歳でも艶やかな黒髪を誇り、周囲もうらやましがる。

マスコミCMのサギ商法にひっかかるなかれ……。

5 虫除けスプレー〝シュッ！〟で子どもは中毒

〝農薬〟を子どもの顔に吹きかける

「これ持っていきなさい」

最近は子どもがキャンプなどに出かけるとき、母親が虫除けスプレーを持たせるという。

蚊やアブに刺されるのが怖いから、というのがその理由。しかし、肌にスプレーしておくと虫が近寄らない、というのはスプレー成分が毒物だから。はっきり言えば農薬と同じ。農薬を子どもの顔や腕に吹きかけるといったら、若い母親も卒倒するでしょう。しかし、虫除けスプレーとなると平気で子どもにシュッとやる。たかが、虫除けと馬鹿にできない。

専門家は「子どもに安易に使うと危険」と警鐘を鳴らします。

市販の虫除け剤の主成分は、蚊などの触覚を麻痺させる成分ジエチルトルアミド。薬剤名「ディート」。これは米軍が風土病防止のために開発した薬剤。昆虫忌避剤つまり昆虫が嫌がって逃げる薬剤とされているが、毒性があるから虫も逃げるのです。

業者によれば「毒性は弱い」という。しかし、子どもも使う商品。「毒性は強い」とは口がさけてもいえまい。

「けいれん」「血圧低下」……トラブル報告も

じっさい虫除けスプレーは、急激に吸い込むと「けいれん」「血圧低下」「発疹」「皮ふ炎」「中毒症状」が現れる恐れがある。欧米でも皮ふの炎症などトラブル報告もある。「重症の場合は、けいれんや神経障害の報告もある」というから怖い。また、いわゆる「湾岸戦争症候群」の原因物質として疑われている。これは湾岸戦争に従軍した兵士たちに奇病が続発し、さらに生まれた子どもたちに先天異常が続発したことから、この名前が付いている。兵士たちに、さまざまな薬物が密かに投与されていたと疑われている。

虫除けスプレーも、にわかにキナ臭くなってきました。

アメリカの小児科学会では、子どもが虫除け剤を使用するばあいジエチルトルアミド濃度一〇％以下の商品を使うよう指導。さらに年齢により使用禁止にしたり、使用回数など細かな規制が行われている。それだけ、子どもがこの毒物を吸い込むことを懸念している。カナダでも「生後六ヶ月未満」の乳児には使用禁止など厳しい。日本では顔や首すじにスプレーする〝危険な使用法〟を、ナントCMですすめているから呆れます。

九〇％以上の日本人が「経験あり」

日本では具体的な安全基準などなく、実質は野放し状態です。

国民生活センターが一八種類の虫除け剤を商品テストしています。

スプレータイプやウェット・ティッシュ型などさまざま。

その結果は――①ジエチルトルアミド濃度表示のないものが一三種類。②表示のあった五種類も濃度が四～一三％とバラつきが多い。③表示の「使用時間」もスプレー式で一〇～三五秒の幅がある。

これらバラバラの「使用上の注意」のため「肌に付着するジエチルトルアミド量は最高で五倍もちがった」（同センター）。

さらに同センターは「虫除け剤」使用実態について幼児のいる二一七世帯にアンケート調査を行っています。あなたは虫除け剤を使ったことがあるか？

これにたいして、大人、子ども共に九〇％以上が「使ったことがある」と回答。わたしのような自然派には、驚きの数字です。

さらに「使ったことのある」子どものうち、六二・五％が「二歳未満で使い始めていた」というから、さらにビックリ。昨今の若い家庭は、じつに気楽に虫除けスプレーをシュッとやっているようです。

子どもへの多用や皮ふへの直接噴射を避ける

同センターもあまりの使用率の高さに驚き「子どもに多用している家が少なくなかった。必要なとき以外にはなるべく使わないで！」と呼びかけているほどです。

NPO「食品と暮らしの安全基金」は「直接肌につけるのを避け、野外などに着ていく服にスプレーするくらいにとどめるよう」アドバイス。

茨城県のつくば市には日本中毒情報センターがあります。ここでは「中毒一一〇番」開設窓口が、「大量に使うと中毒を起こす……」と注意を呼びかけています。

虫除けスプレー問題をリポートした『東京新聞』(二〇〇五年七月二二日)は「吸い込んで気分が悪くなったら、屋内なら窓を開け、新鮮な空気を吸って安静に。しばらく様子を見ても治らない場合は早目に病院に行くこと」をすすめています。

まさに農薬中毒と同じ。おそるべし……。

虫刺されは〝天然の予防注射〟？

そこまで危険を冒して虫除けスプレーを使う必要があるのか大いに疑問です。

わたしの子どものときを思い出す。小学校の夏休み。半ズボンで裏山のセミ取りに熱中した。むきだしの足や腕にはヤブ蚊がむらがった。一〇箇所以上も刺されることもザラ。しかし、遊びに熱中しているときは、苦にもならなかった。刺された跡を、後で笑いながら掻いたものだ。わたしは子どものころはぎゃくに、虫に食われたほうがよいのでは、と思っている。

蚊が刺す。蜂が刺す。そのときは痛かったり、痒かったりして辛いが、それは微量の毒を虫が注射してくれたようなもの。それだけ、免疫力が活性化し、これらの毒に抗体が体内に生成される。その分、体外の毒物にたいして、免疫力は強まったのです。

蚊やアブ、蜂などに刺されることは、見方を変えれば、天然の予防注射を打ってもらっているのと同じ。子どものころ、さんざん蚊に刺されたせいか、大人になって蚊に刺されても、腫れたりすることがほとんどない。子どものころの予防注射が効いているようです。

また、農婦だった祖母は、蚊やブヨを防ぐためにボロ布を巻いてヒモ状にしたものに火を付け煙で虫除けにしていた。「ブトブテ」と呼び、古くからの農民の智慧だった。このように煙を出すもので虫避けしたほうが、はるかに安全なはず。

『東京新聞』（前出）も「自然界には、虫除け剤でガードできない危険な動物たちもいっぱい。場合によっては命取りになるハチとヘビにはご用心」と注意をうながす。

安心できる手作り虫除けスプレー

ミニコミ紙『せっけんだより』（№149）では「昔ながらの除虫菊から作られた手作りの蚊取り線香や蚊帳、網戸、エッセンシャルオイルを使った虫除けスプレー」をすすめている。スプレーの作り方ものっていて親切。「①レモングラス、ラベンダー、ユーカリ、ゼラニウムなど、お好みで合計四滴。②ウォッカ：小サジ一、③精製水：大さじ一……以上を混ぜてスプレーボトルに入れる。肌に直接スプレーせず、頭上に噴霧する」。

こんなにかんたんな虫除けスプレーがあるのです。こちらをお子さんに持たせましょう！

❻ 清涼飲料やドリンク剤は〝有毒ベンゼン〟入り！

安全基準値七倍を超える清涼飲料も

市販の清涼飲料水（ファンタなど）やドリンク剤から発ガン物質ベンゼンが検出された……。

ベンゼンはＩＡＲＣ（国際ガン研究所）が「発ガン性分類一：人への発ガン物質、白血病などの原因」と指定。さらに「無色透明。特異臭。毒性は皮膚や気道の刺激。中枢神経（脳など）への影響。造血器官、肝臓、免疫系に影響。変異原性あり。発ガン性を示す」（『建築に使われる化学物質事典』風土社）

こんな毒物が市販飲料から出たッ！――にわかには信じられない。この調査結果を発表したのは日本消費者連盟（日消連）。二〇〇七年一月までに、清涼飲料水二品目、ドリンク剤一一品目、健康飲料八品目の計二一品目を購入。その成分を環境監視研究所に分析を依頼。その結果、一六品目からベンゼンが検出された。なんともショッキングです（『消費者リポート』二〇〇七年三月七日号）。

検出値が最大だったのはドリンク剤の「絶倫ゴールド」（再春館製薬）で七・四ｐｐｂ。（ｐｐｂ：一〇億分の一）なにしろ清涼飲料二品目全て、ドリンク剤一一品目中一〇品目（九一％）、健康飲料八品目中四品目（五〇％）から発ガン物質ベンゼンが検出されたのだから皮肉。なんのための〝健康ドリンク〟か！

しかし、ベンゼンは発ガン性など種々毒性のある有毒物質。むろん、食品添加物として許可などされていない。なのに、多くの市販飲料から検出された。これは、まさにミステリー。このベンゼン騒動に火がついたのは二〇〇六年、春。イギリスなど数ヶ国で市販飲料からベンゼンが検出され、騒ぎは国際的に広まった。日本でも厚労省が夏に試買テストを行い、清涼飲料水から水道水の安全基準値（一〇ｐｐｂ）の七倍を超えるものまで発見された。検出値はなんと七三・六ｐｐｂ（商品名「アロエベラ」ＤＨＣ製）。

ビタミンC（酸化防止剤）と安息香酸が化学反応!!

ちなみに、これらメーカーは自主回収を拒否したのにはおどろいた。

また厚労省も、それ以外のベンゼン検出商品は、いっさい未公表。日本消費者連盟は九月六日、厚労省に「全製品についての結果公表」を文書で要求。同省はこれも拒否。国民の健康より企業利益を守るクニの立場がくっきり。これでは、いったいどれだけの市販飲料が発ガン物質ベンゼンに汚染されているかは不明。そこで、日消連は独自の試買テストを行ったのです。

さて、ここでミステリーの謎解きをしなければならない。

そもそも、なぜ添加もしていない発ガン物質が市販飲料から検出されたのか？

清涼飲料水などのラベル「添加物」表示をよく見て欲しい。

「ビタミンC（アスコルビン酸）」と印刷されている。すると「栄養分を添加してるんだな」と消費者は思ってしまう。ところが、その正体は「酸化防止剤」。さらに表示をよく見る。「安息香酸（保存量）」とあったら要注意。つまり発ガン物質ベンゼンは、なんと二つの食品添加物**ビタミンCと安息香酸が化学反応**して生成されたのです。その詳しいメカニズムは、いまだ不明。二〇〇六年、アメリカ、イギリスなどで両者がどのように反応してベンゼンを生成するのか研究が行われた。しかし、その結果は「両物質が共存すると熱などの影響で発生する」という、きわめてあいまいなもの。これも不可解。何かを隠しているのではないか……？

合成ビタミンCのみ活性酸素を発生

そのメカニズムを同志社大学名誉教授の西岡一氏が追究しています。

「合成ビタミンCは極微量の銅や鉄が存在すると、活性酸素の一種であるフリーラジカルを発生し、さまざまな化学反応を行う」（『日本環境変異学会』二〇〇三年）

西岡教授は「合成ビタミンCから発生するラジカルが安息香酸のカルボキシル基（-COOH）を除き、ベンゼンを合成する」と推定しています。

さらに「……興味あることに、このように有害な活性酸素を発生するのは、合成ビタミンCの場合のみ。果物などに含まれる天然のビタミンCは、逆に活性酸素を消去する」という。

「よく似た例として、天然のワサビは活性酸素を消去しますが、ワサビの有効成分が化学合成されたイソチオシアン酸アリル（チューブ入りワサビなどに使用）では、むしろ活性酸素を発生することを発見し、国際科学誌に発表しています」（『消費者リポート』前出）

西岡教授は、例外があることを前提に「合成物質は活性酸素を発生し、天然物はこれを消去する」という仮説を提唱しています。

「自然界で育った天然物は太陽光からの有害な紫外線などから身を守るため、活性酸素の害を防ぐ働きをおのずと身につけているのでしょう」

ナルホド。わたしもそう思う。

許容量より集団リスクでみる

今回のベンゼン騒動は、それを証明する結果となった。

欧米の研究者たちも、その事実に気づいたが、それを公表すると合成化学産業に致命的な影響を与えかねない。そこで、あいまいな発表で、ごまかしたと思える。ベンゼン問題より、こちらの方がより深刻だ。世界の大半の科学者たちは、巨大資本の忠実な僕（しもべ）だ。西岡教授のようなリベラル派は、例外的存在なのです。

なお「水道水の安全基準以下なら、問題ないんじゃないの？」と消費者は素朴に思ってしまう。それは「まちがい」と西岡教授は言う。彼は四原則を唱える。

①発ガン性は許容量（無作用量）が確定できない。②個人より国民集団リスクを考えるべき。

③政府基準は国民集団のガマン量にすぎない。④どんなレベルの発ガン性も企業利益で許容されるべきではない。

添加物の相乗毒性の総点検が必要

なおベンゼンの沸点は約八〇℃。料理やコーヒーなどを入れるときは沸騰させるので、水道水のベンゼンはほとんどなくなってしまう。これにくらべ市販清涼飲料水などからの検出はあってはならない。企業側は「トラック一杯も食べないと発ガンしないものを問題にするのはバカげている」と主張する。これに対し西岡教授は「個人がトラック一杯食べたときではなく、大集団が少しずつ摂取すると何人かが発ガンする確率が高まることを問題にすべき」と指摘する。そもそも〝基準値〟そのものが動物実験など企業側に立って大雑把に決められたもの。そのいい加減さも、忘れてはならない。また食品添加物AとBが、各々、安全レベルであってもAとBが相互反応して有害物Cに変化する〝相乗毒性〟が、今回、証明されたことになる。

食品添加物が多いほど、複雑多様な〝相乗毒物〟が発生しかねない。しかし、厚労省は食品添加物の認可で、いっさい、これら相乗毒性を考慮していない。たとえば発色剤の亜硝酸ナトリウムと食肉成分アミンが反応すると強い発ガン物質ニトロソアミンが生成される。これら相乗作用を考慮して、食品添加物の総点検と規制を行うときです。

7 缶コーヒーは、飲んではいけない！

心を壊すプラスチック添加剤ビスフェノールA

日本人の心が壊れている。

昨今の凄惨な事件、ニュースには心が凍るばかり。子が親を殺し、親が子を殺す。家に火を放つ。女性を監禁する……。企業の六二％が「心の病が増加している」と回答（「心の病で一ヶ月以上、休んでいる社員がいる」企業は七五％にのぼっている。㈶社会経済生産本部アンケート）。

「心が病む」原因の以外な盲点が環境汚染です。

その隠れた犯人の一つがホット缶コーヒー……と言ったら「エー、ウッソー！」と若いひとたちから驚きのリアクションが返ってきそう。

ショッキングなニュースが報道されている。

「プラスチック原料『ビスフェノールA』――大脳皮質形成に異常――『注意欠陥多動性障害』と関連」（『東京新聞』二〇〇六年八月一七日）

これは京都府立医大の伏木信次教授（神経病理学）らがマウス実験で確認したもの。ビスフェノールA（略称：BPA）とは、プラスチック製造で使用される合成添加物。環境ホルモンとしても悪名高い。

年間生産三二〇万トンもの環境ホルモン

「メダカの精巣に卵ができたり、卵の孵化が遅れる異常が確認された。脳への影響や精子数減少などの生殖異常を起こす」(『東京新聞』前出)

その用途は、思いがけない分野にまで及ぶ。DVDや携帯電話、さらには塗料に使用されるポリカーボネート樹脂やエポキシ樹脂の添加剤として多用。驚倒絶句するのは、その生産量。二〇〇四年には世界で約三二〇万トンも製造されている。日本国内だけで約六〇万トン。これらは使用されたプラスチックが廃棄されると、当然、環境汚染源となる。環境ホルモンは五〇メートルプールに目薬一滴(一兆分の一の濃度:ppt)レベルで生体に影響を与える。だから年間数百万トン単位の環境汚染に人体がさらされた場合、想像を越える被害を発生させてしまう。

「注意欠陥多動性障害」(ADHD)に

その大量汚染源ビスフェノールAが「脳形成に異常を与える」と立証した伏木教授らの報告とは……。

妊娠マウスに「摂取しても問題ない」とされていた低濃度ビスフェノールAを妊娠初期から

出産直前まで注射して、胎児の脳への影響を調べた。その結果、脳室周辺でできた神経細胞が分化したり、脳表面に移動する速度が速まるなど、大脳皮質形成に明らかな異常がみられた。さらに大脳皮質では、細胞分化や成長に影響を与える甲状腺ホルモンに関係する遺伝子の発現量も変化していた。

「ビスフェノールAが、甲状腺ホルモンに作用して、神経ネットワーク構築と機能に悪影響を及ぼしている」と伏木教授らは推測。さらに「大脳皮質の形成異常がある……ということは、近年増加している『注意欠陥多動性障害』（ADHD）などとも関連があることを示す」。

この研究は、ビスフェノールAの脳発達を阻害する〝環境ドラッグ〟作用を大脳皮質異常で立証し、さらに甲状腺ホルモンとの関係を遺伝子レベルで証明したのです。

九州工大の粟生修司教授（神経環境生理学）のコメント。

「学習障害や薬物依存などが増えている背景には、脳の機能異常など生物学的要素が密接に関連している可能性がある。低濃度でも発達期の脳の神経細胞に作用する結果は看過できない」（同紙）

この伏木リポートは「汚染化学物質が、脳の発達を阻害する」と警告するシシリー宣言（一九八五年）を明確に裏付けるものです。

スチール缶飲料から多摩川の一九四倍検出

さて、そこでホット缶コーヒーで心が〝壊れる〟タネ明かしをしよう。

一九八四年四月四日、テレビ朝日「ザ・スクープ」が衝撃的な実験結果を公表。スチール缶飲料から有害環境ホルモン、ビスフェノールAを三三〇ｐｐｂも検出した（ｐｐｂ：一〇億分の一の濃度。前出〝ｐｐｔ〟の千倍単位）。

ちなみに多摩川のビスフェノールA濃度は一・七ｐｐｂ。なんとスチール缶飲料は多摩川の一九四倍……！　おどろきの濃度です。

その秘密はスチール缶内面のコーティング樹脂加工にありました。スチール（鉄）は液体飲料に接すると錆びてしまう。それを防ぐためスチール缶飲料は、すべて内側が合成樹脂でコーティングされている。その樹脂に添加物ビスフェノールAが使用されていたため、多摩川の二〇〇倍近くも飲料中に溶出していた……というわけです。

ホット缶コーヒーが一番危ない

では、数多くあるスチール缶飲料で、なぜ缶コーヒーがヤバイのか？

それは、缶コーヒーはホットで飲む場合が多いから。とりわけ、冬場はホットが当たり前。「冷たい」か「熱い」かで、コーティングからの添加剤溶出量はケタちがい。おそらくホットの場合、ビスフェノールAは数百倍は溶出するでしょう。さらに問題は自販機。あるとき冬場に暖かい缶飲料を取り出し、一口含んでブッと吐き出した。異様なプラスチック臭に吐き気がした。自販機では売れ残ると数日どころか数週間も高温のまま放置……。

その間、コーティング剤から有害添加剤が飲料に溶出し続ける。異味がして普通の缶飲料なら吐き出す。しかし缶コーヒーは持ち前の〝苦味〟にまぎれて、有害物を識別できない。ビターな味わいは、じつは樹脂から溶出した有害物質かもしれない。

妊娠中がヤバイ！　胎児の脳損傷一・八倍

とりわけ妊娠可能性のある女性が缶コーヒーなど缶飲料を飲むのはやめた方がいい。

すでに一九九八年、北大の藤田正一教授らの警告がある。妊娠六日目のラットにビスフェノールAを経口投与し、離乳後も「続けて与えた」（Aグループ）と、「投与をやめた」（Bグループ）とを六五日間観察。するとA、B両グループとも「無投与」のCグループに比べて「脳・神経の損傷レベル」は一・八倍も増加していた！

さらにビスフェノールAは、人間が本来そなえている防御機能を突破する恐るべき性質がある。そもそも母体には「胎盤」があり胎児の脳には「脳関門」という関所（バリヤー）が存在する。よって、これら有害物は「胎児の脳には侵入できない」が通説だった。ところが、横浜市立大の井口泰泉教授らのマウス実験で、かんたんにビスフェノールAは胎児脳に到達することが確認されたのです。まず妊娠中の母親マウスにビスフェノールAを注射すると、胎児マウスの血中濃度も比例して上昇。これは胎盤の防御機能が、軽々突破されたことを意味する。次に母親マウスの脳内ビスフェノールA濃度は、注射直後から上昇。三時間後には一gあたり六μg（マイクログラム）（百万分の一g）を突破。一方、胎児の脳内ビスフェノールA濃度も、ゆるやかに上昇をみせた。これは胎児「脳関門」が突破されて脳内に侵入したことを立証しています。

男性群も安心できない。ビスフェノールAなど環境ホルモンは「精子を激減させる」のは、もはや常識です。

だから男女を問わず**缶コーヒー（とりわけホット）は、飲んではいけない**。

2 現代人の脳がアブナイ！

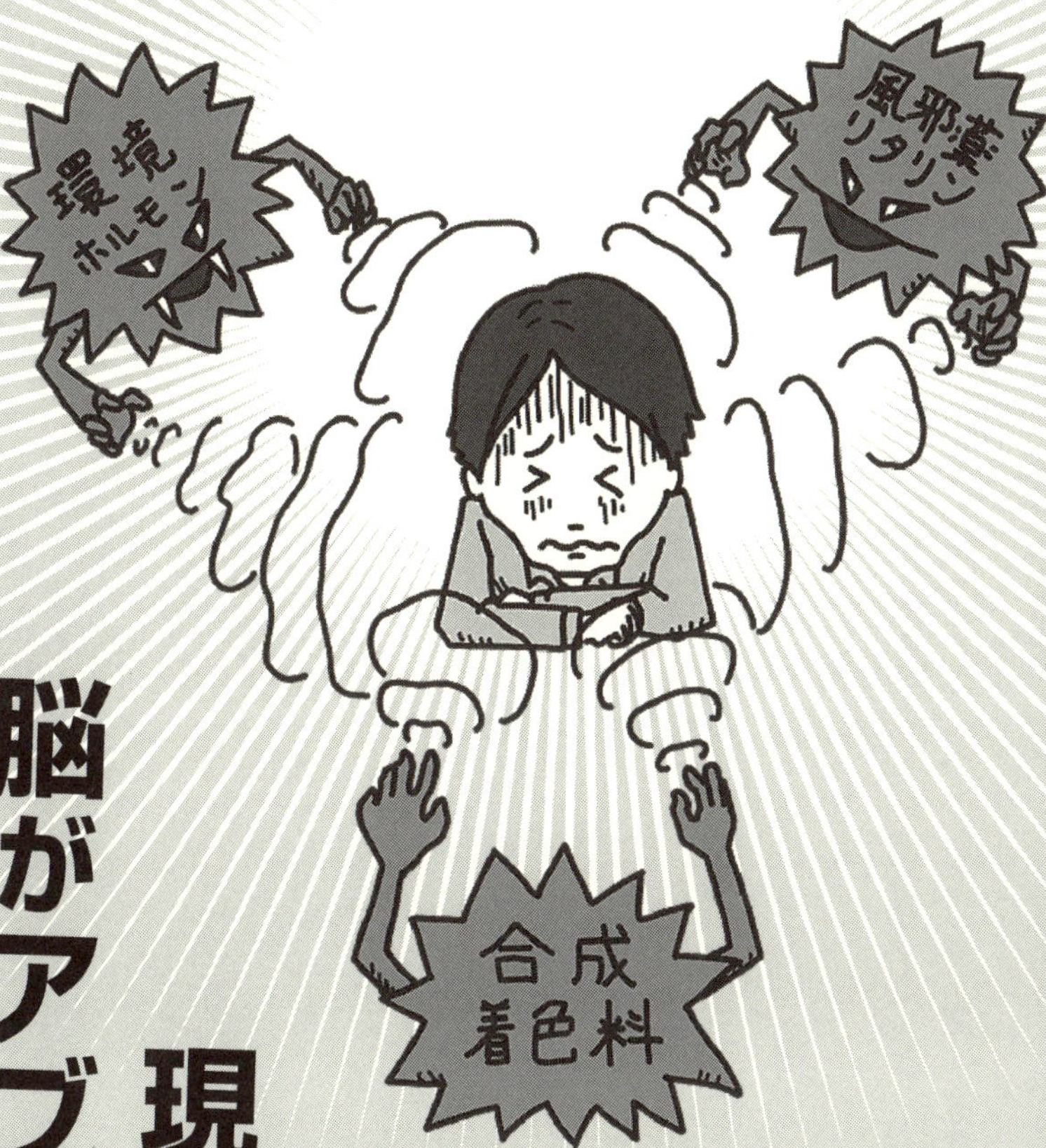

❶ 続発する凶悪事件——化学物質汚染で〝発達異常〟

母親を殺害、生首と自首した一七歳

最近、背筋が震えるニュースが続発しています。

二〇〇七年五月一五日には、会津若松市で一七歳の高校三年男子生徒が母親を惨殺。さらにその頭部を切断し、スクールバッグに入れて提げたまま警察署に自首。前代未聞の衝撃的事件が全国を震撼させました。

母親を殺す行為だけでも異常なのに、その首を警察に持参する。捜査が進むとさらに猟奇性が明らかに。母親は右腕も切断され、それはスプレーで緑色に着色されて、殺害した部屋に放置された植木鉢の中に入れられていた。「殺すのは誰でもよかった」「母親に恨みはない」「テロや戦争がなくなればいい」。警察の取り調べに対する少年の供述は、支離滅裂です。

夜中の二時ごろに犯行に及んだ少年は、その後、母親の頭部を切断してバッグに入れ、その後も奇妙な行動をとります。行きつけのネットカフェに出向き、そこで一夜を明かしているのです。また、そこで〝最後の日記〟を書き込んでいた。

「ボクは犯してはならない罪を犯しました」「思い付きで行動しました」「罪を与えてもらいにいきます」……淡々とした記述が逆に不気味。そして「職業欄」には「殺人者」と記入し、

「二度と殺したくないから、三つの意味でさようなら」と別れのメッセージ。自画像は「手斧を持った侍」イメージ。少年の心は、完全に壊れてしまっているようです。

続発する事件……壊れる日本人の心

家族を殺す。それもバラバラにして……。

かつては考えられない酸鼻(さんび)な事件の多発。たとえば、外資系エリート・サラリーマンの夫をワイン瓶で撲殺し、死体を切断、バラバラにして頭部、胴体、手足をそれぞれ都内の違う場所に捨てた若妻。この女性はかつて会社社長の令嬢。不気味は、それだけではありません。夫の友人が〝失踪〟直後心配して電話してくると、まったく平然と笑いながら応対している。その精神状態のほうが、より恐ろしい。これ以前にも、歯科大をめざす三浪の浪人生が、ちょっとなじられただけで逆上して妹を殺害。あろうことか死体をバラバラに刻んでビニール袋に詰めて保管していた、というもの。その後、平然と予備校合宿に通っていた。それもバラバラ殺人の犯人である若者に共通しています。あの幼女連続殺人事件の犯人、宮崎勤にも通じる心理状態です。彼は裁判の供述で、「犯行は夢の中でのできごと……」と述べています。

人を殺(あや)めた――という反省もなく、すでに、その心は現実世界から遊離してしまっているのです。

暴行犯罪一〇年で四・七倍に激増

会津若松の一七歳少年のバラバラ殺人事件が日本中を凍りつかせた翌日には、今度は長久手市で、元暴力団組員のピストル発砲事件。自分の息子、娘から駆け付けた警官まで銃を乱射する。負傷した警官を救出に向かった機動隊員の一人は左胸を撃たれて重傷を負い、その後死亡。日本人の心は、いったいどうなっていくのでしょう？

警察庁の報告によれば、日本人成人の暴行罪が激増。それは一〇年前の四・七倍にもたっする（二〇〇六年度）。それも、増加の一途です。そのほとんどが街角など見知らぬ同士のいきなりの犯行。すでに日本人の〝ムカつく〟〝キレる〟は日常語になりました。

それだけ、ほとんどの日本人は、イライラ、ムカムカしている。

これは、いったいどうしたことでしょう。あの穏やかで、優しい日本人は、どこに消えてしまったのでしょう。

環境ホルモンが脳を〝破壊〟する

わたしは、かつて、『環境ドラッグ』（築地書館）という本を著しました。そこで、気づいたのは〝ムカつく〟〝キレる〟原因は、一つではない、ということ。

①食べ物（低血糖症）、②化学物質（過敏症）、③コンクリートストレス（冷輻射）、④電磁波（過敏症）……などなど。

その中で、もっとも注意すべきは②化学物質による脳破壊です。

「……有毒な環境ホルモンに胎児がさらされると、低濃度でも脳や神経細胞が傷つけられる」と専門家は警告します。たとえば、プラスチック添加物ビスフェノールAや有機スズなど。これらはホルモン攪乱物質は先に述べたように五〇メートルプールに一滴という超低濃度でも脳を狂わせるのです。それは胎児期では脳発達を阻害し、急性毒性では突発的な異常行動を引き起こす。

「内分泌攪乱物質は、子宮内で暴露したヒトの神経学的・行動発達と、それにつづく潜在能力を損なう」

これは一九九五年一一月、イタリア、シシリー島エリセの国際会議場に集まった学者たちの警告です(シシリー宣言)。

それは化学物質により脳や行動上の「発達異常」「脳性マヒ」「精神異常」「学習障害」……などを引き起こすと断言しています。「行動異常」の特徴は「衝動性」「攻撃性」「多動性」そして「抑うつ性」です。ゾッとします。日本で多発する異常犯罪者の行動そのものです。

連続殺人者の脳は八七%が奇形

犯罪心理学者の福島章・上智大名誉教授は衝撃的警告をしています。

五〇人の犯罪者の精神鑑定を行った結果、殺人者の脳の五三%に左右非対称など先天的な脳奇形がみられた、という。

たとえば神戸少年殺人事件の一五歳少年〝酒鬼薔薇聖斗〟は、左脳が萎縮して左右非対称。こういう異常発現率は**普通の犯罪者で一四%**、ところが**連続殺人者では八七%**もの高率にたっする。

また、大阪池田小に乱入して八人もの児童を虐殺した宅間守は、やはり脳は非対称だった。宅間は大阪の化学工業地帯の真ん中で生まれ、幼少期から化学汚染された異臭のする井戸水を飲んで成長した。日本の高度成長による化学汚染のツケは、あまりに大きすぎた……。

❷ 身のまわりは脳を破壊する〝環境ドラッグ〟だらけ

いま、日本人の心は病んでいます。それは、世界中で起こっている人類の〝心の崩壊〟ともいえるものです。その元凶に、ひとびとはあまりに無知です。化学物質による環境汚染がヒトの脳を破壊している……その恐怖にめざめてください。

環境ホルモンは脳を破壊……(シシリー宣言)

「環境ホルモンは子宮内で暴露したヒトの神経学的・行動学的発達と、それにつづく潜在能力を損なう」

一九九五年一一月五日～一〇日、イタリア、シシリー島エリセの国際会議場に集まった一八名の学者による宣言です。

環境ホルモン、つまり内分泌攪乱化学物質が、これまで性ホルモン系などを乱して生殖能力を阻害することは、よく知られてきました。そのメカニズムは、例えばダイオキシンなど環境ホルモンは、女性ホルモンの分子構造と一部、極めてよく似ていることが攪乱作用のひきがねとなるのです。ホルモンとは体内の情報伝達物質です。約八〇種類の存在が知られています。

一部が〝カギ〟の役目をしており、その情報を受けとる組織・器官の側には〝カギ穴〟に相当する部分があります。それを受容器(レセプター)と呼びます。

オスのメス化、精子半減――未来を奪う

例えば女性ホルモン――。

少女が思春期となると卵巣から分泌され、その〝カギ〟が乳腺のレセプターの〝カギ穴〟にカチャリと入ることで乳腺は刺激され活発な活動を始めるのです。こうして少女の体は、ふくよかな女性の姿にかわっていく――というわけです。

ところが体内に迷い込んで来た環境汚染物質ダイオキシンなどは女性ホルモンとそっくりの〝カギ〟をもっているため、誤ってそれが乳腺の〝カギ穴〟にはまりこんでしまう。すると乳腺は女性ホルモンの「指令」が届いたと勘違いするのです。

これが環境ホルモンの内分泌攪乱作用のメカニズムです。とりわけ擬似女性ホルモンによる攪乱ははなはだしく、オスの生殖能力が激減している現象が野生動物から人類まではっきりと観察されています。人類の場合約五〇年で精子数が半減しており「このままでは数十年で人類は絶滅する」と嘆く学者も少なくありません。

〝環境ドラッグ〟はコインの裏側

しかし、環境ホルモンの恐怖はそれだけではありませんでした。

環境ホルモンをコインの表とすれば、〝環境ドラッグ〟はコインの裏側です。

それが脳の発達を阻害し、神経を狂わせる――という恐怖の副作用です。それはシシリー宣

言で、世界に衝撃を与えたのです。

その宣言とは——。

「胎児期に、環境ホルモンにより甲状腺に影響を受けると以下の症状を引き起こす」と戦慄的影響をあげています。
①脳性まひ、②精神遅滞、③学習障害、④注意力散漫、⑤多動症など「永続的な精神異常を起こす」とはショッキング。それだけではありません。乳幼児期での影響では⑥運動機能、⑦空間認識、⑧学習・記憶・聴力の発達などを阻害し、⑨精神遅滞を引き起こす……という。さらに、⑩社会的不適応、⑪奇妙な行動、⑫知能低下などを多発させる。
シシリー宣言の学者たちは、悲鳴にも似た警告を発しています。

「——人類は、重大な社会的、経済的な影響を受けるおそれがある」「できうるかぎり、広く、早く、この事実を知らせなければならない」

人類尊厳の根源——精神を破壊する

環境ホルモンは人類生存の根源——生殖能力を破壊する。そして、その裏面、〝環境ドラッグ〟は人類尊厳の根源——精神能力を破壊するのです。

しかし、不可解、不思議なことに日本のマスコミは、まるで申し合わせたかのように、このシシリー宣言を〝黙殺〟しました。わたしは、まちがいなく巨大スポンサーであるロックフェラー財閥など石油化学産業の圧力が働いたと確信します。

シシリー宣言の衝撃は、環境汚染物質が「あきらかに脳の発達を阻害する」と断定していることです。つまり、化学物質は脳を〝破壊〟する。

「胎児の脳は保護機能が未発達で、無防備な一瞬のタイミングに胎児脳が〝環境ドラッグ〟にさらされると脳発達は致命的ダメージを受け、その影響は一生つづく」

〝環境ドラッグ〟作用の一例として「宣言」は甲状腺ホルモン阻害をあげています。

「甲状腺ホルモンは、正常な脳の機能にとって生涯不可欠である。しかし、胎児や幼少期の脳発達のときに〝環境ドラッグ〟で甲状腺ホルモン機能が阻害されれば脳の行動上の発達異常が生じる」

この甲状腺ホルモン攪乱物質としてダイオキシン、ＰＣＢなどがあげられます。これら汚染物質は精子を激減させるだけでなく、子どもの注意力や学習能力、さらに知能まで低下させていたのです。

「さらに落ち着きのなさ（多動症）や、他の神経異常の一因である……」（同宣言）。すでに「戦後、人類のＩＱ（知能指数）は五ポイントも低下した」とはショックです。

「学習能力の低下」「突然キレる」

これらは日本の現状と重なりゾッとします。子どもたちの「学習能力」の低下は政府ですら認めています。さらに「集中力の欠如」「突然キレる」など…恐ろしいほどシシリー宣言の警告と符合しています。

「われわれは確信をもって推定する」……一八名の国際的学者たちの声明です。

▼全世界のあらゆる妊婦は、体内に〝環境ドラッグ〟をもっており、それが胎児に移行する。

▼母乳中には測定可能量の〝環境ドラッグ〟が含まれており、それが乳児に移行する。

▼〝環境ドラッグ〟には明確な域値（＝安全値）はないだろう。

▼いくつかの〝環境ドラッグ〟と分解産物は、天然ホルモンとほぼ同じ効力を持つ。

▼〝環境ドラッグ〟はすぐに代謝されず、悪影響を与えるレベルまで蓄積される。

▼一見、無害に見える合成化学物質も、肝臓で転化されて毒性のより強い化合物になる。

これらシシリー宣言の警告は、すでに他の研究者たちも実証しています。

例えばラットの実験でも「有機スズ（ＴＢＴ）は、産後投与で脳や神経系を一・五倍も〝破壊〟した」「ビスフェノールAを妊娠ラットに投与すると産まれた子の脳・神経〝破壊〟は一・八倍に急増」（北大・藤田教授ら）。

自然は、汚染物質に脆弱な胎児や脳を守るため「胎盤」「脳関門」をそなえています。

しかし、〝環境ドラッグ〟の侵入にはまったく無力なのです。

ビスフェノールAはプラスチック添加物として世界的に乱用されてきた有名な環境ホルモン。一方で神経毒性（〝環境ドラッグ〟作用）も確認されています。信じられないのは、日本ではこれら環境ホルモンは七〇余りしか〝認定〟されていないのに、ドイツなどではすでに四〇〇種以上の化学物質が環境ホルモンと断定されているのです。

化学産業の〝圧力〟の差が、はっきり出たといえます。

悪魔的化学産業の犠牲者たち……

最後に悲しいエピソードを――。大阪、池田小学校に乱入して八人の子どもを刺し殺した〝殺人鬼〟宅間守は死刑判決を受け絞首刑に処せられました。

「彼の脳は左右非対称の発達異常でした」と精神鑑定の権威、福島章博士（前出）は断言。大阪の化学工場地帯の真ん中で生まれ育ちました。一家の飲み水は井戸水……！　ケタ外れに化学物質汚染された水で宅間少年は育ったのです。コップ一杯飲んだカメラマンの証言です。「鼻先にもっていくと化学物質の刺激臭で息が止まった」「無理して飲み込んだら、その夜赤い発疹が……」

連続殺人を犯した犯人の脳は八七％が左右非対称の〝奇形〟だといいます。宅間も、そして宅間に殺された八人の子どもたちも、じつは悪魔的な巨大化学産業の犠牲者だったのかもしれません……。（参照『環境ドラッグ』拙著、築地書館）

③ 精子激減……! 環境ホルモンで不妊症が激増

大学生三四人中三三人が〝不妊症〟……!

「健康な体育系学生でも、精子が不妊レベルを超えたのは三四人中たった一人……!」

これは一九九八年、帝京大医学部の衝撃報告。WHO（世界保健機構）は「妊娠可能な最低レベル」として、①二〇〇〇万匹以上（一ミリリットル中）、②精子活性度五〇％以上と定めています。つまり、これ以下では不妊症なのです。ところが精力旺盛なはずの男子学生たちで、このガイドラインを超えたのが三四人中一人（三％弱）とは、絶句。この研究を行った同医学部の押尾茂講師は「二〇代男性で正常精子を持つのは五〇人中わずか二名」という驚愕データも発表しています。

この戦慄の事実を裏付ける、もう一つの報告。「二〇歳前後の若者の九五％が不妊症レベル」とア然とする実態を立証したのが大阪の不妊治療専門ＩＶＦクリニック。一九歳から二四歳までの健康な男性六〇人を調査すると、

①五七人（九五％）が奇形精子など「異常率」が一〇％を超えていた（「精子異常」が一〇％を超えると不妊原因となる）。さらに、②「精液過少症」（精液量が少ない）四三％、③「乏精子症」（精子数が少ない）四〇％……と惨澹たる結果。これは同クリニックで不妊治療を

受けている患者よりも、さらに劣っていた！（一九九八年一一月『日本不妊学会』報告）。

日本の若者は、ほぼ全員が——絶望的な不妊症レベルにあるのです。

深刻な少子化の元凶は、ここにあった……。ＩＶＦ論文では「ハンバーガーをよく食べる」と回答した七七％に「精子異常率」が高かったという。

「人類は絶滅する」（『奪われし未来』）

この異変は、人類全体に見られます。

「約五〇年で、人類の精子が半減した！」と警鐘を鳴らすのはデンマークのＮ・スカケベック博士。世界二一ヶ国、約一万五〇〇〇人の精子を調べた結果、一九四〇年にくらべて約一億二〇〇〇万匹が約六〇〇〇万匹に激減。それは、さらに毎年約二％の勢いで減り続け、二五年後には約三〇〇〇万匹と、さらに半減する……と予測。二〇〇〇万匹が不妊ボーダーラインなので、人類は早晩、受精能力を喪失してしまう…‼　それは、まさに人類絶滅を意味する。その先頭を行っているのが日本の若者たちなのです。

精子激減だけでなくスカケベック博士は「睾丸腫ようが三倍に増えている」と警告。それら恐怖を『奪われし未来』（翔泳社）という本で警鐘乱打しています。

この精子激減——をもたらしてる犯人、それが環境ホルモンです。

巻き貝九七％の体内にオス生殖器

環境ホルモンの最大の脅威は、動物のメス化です。

人間には、四つの情報系があります。それは、①内分泌系、②神経系、③免疫系、④経絡系です。その中で①内分泌系は、ホルモンという生体化学物質によって、情報を伝達する手段です。ホルモンのもともとの原義は〝駆り立てる〟というギリシャ語に由来するそうです。つまり、化学物質が〝生体情報〟を他の器官、組織に伝達する。その種類は約八〇種確認されています。

ところが二〇世紀後半……研究者たちを戦慄させる事実が次々にあきらかになってきました。それは野生の動物たちの異変です。鳥がツガイしなくなった。つまり、カップルを作らない。ツガイしても巣には卵がない……などなど。もっとも衝撃的だったのは巻き貝の一種イボニシの異変でしょう。日本列島周辺で採取したこの巻き貝のメスを解剖してみると、九七地点のうち九四ポイント（九七％）で、その体内にオス生殖器が確認されたのです。

いわゆる両性具有……。なぜ、このような異変が発生したのか？　研究者たちは、その元凶をつきとめました。それは有機スズ（ＴＢＴＯ）という毒性物質です。船の底は赤く塗られています。その塗料にこの毒性物質が混入されていたのです。目的はフジツボなどの付着を防ぐため。その有機スズが海中に溶け出し、巻き貝の発生に影響したのです。

環境ホルモンで動物はメス化する

しかし……。研究者たちは絶句しました。

その濃度は数ｐｐｔレベル。ｐｐｔは一兆分の一という極微単位。分かりやすくいえば五〇メートルのプールに目薬一滴。それが一ｐｐｔです。

そんな極微量で、巻き貝に異常をひきおこし体内にオス生殖器を発生させうるのか?

研究者たちの結論は〝イエス〟。そこで解明されたのが内分泌攪乱――いわゆる環境ホルモン作用です。驚愕すべきは、その影響は野生動物だけでなく、われわれ人間にも襲いかかっているのです。

さてダイオキシンやＰＣＢ、フタル酸エステル……などは、もっとも有名な環境ホルモン。その内分泌攪乱作用で、最大のものは女性ホルモン系の攪乱です。

ホルモンは、特定の組織、器官にある〝カギ穴〟(受容体：レセプター)に〝カギ〟として作用し、情報伝達します。ところが、人体の女性ホルモン受容体(〝カギ穴〟)に、女性ホルモンではないダイオキシンが〝カギ穴〟に嵌まり込みスイッチ・オンしてしまいます。だから、みるみる女性化が進み、それに反比例して男性ホルモン作用は激減……。これが環境ホルモンによるオスのメス化作用です。それにより、冒頭の若者たちの精子激減が起こっているのです。

有機農家だけは一億匹台をキープ

さらに「女性の卵巣からもダイオキシン類が検出されている」（東大医学部、堤治助教授）。被害を受けているのは男性だけではない。卵巣のう腫など、若い女性たちの生殖障害は目にあまる。また精子激減は、四〇、五〇代の中高年より、二〇代に多発している。高年齢層の方が精力絶倫という皮肉な逆転現象が起きているのです。

一つ、救いのヒントもあります。それはスウェーデンの報告。やはり一般人は五〇〇〇万匹台と精子は減少しているのですが、ただ有機農法の実践者だけは一億匹台をキープしていたのです。これは無農薬、無添加の自然食や飲み水、さらに自然な家に住むことが、いかに精子を健全に保つために必要かを、はっきりと明示しています。

これは「人類全体が、有機農家のライフスタイルを実践せよ」という啓示なのです。

4 子どもに〝覚醒剤〟――ADHD治療薬〝リタリン〟の恐怖

「落ち着きがない」子が病気とは！

「これは子どもに〝覚醒剤〟を打つのと同じです！」

市民グループ「市民の人権擁護の会」代表の南孝次氏は声を荒げる。

彼が〝覚醒剤〟と批判する薬剤が、〝リタリン〟――。アメリカで開発され、子どもの「注意欠陥多動性障害」（ＡＤＨＤ）の治療薬として乱用されています。

ＡＤＨＤとは「集中力がなく」「落ち着きがない」……などの子どもを一種の〝病気〟とみなすもの。その〝症状〟は「多弁で他人の話を聞かない」「忘れものが多い」など。しかし、元来、元気で茶目っ気のある子どもとは、そういうものではないだろうか。イタズラ盛りとは、よく言ったもので、だいたい子どもはヤンチャと相場は、昔から決まっている。アメリカの大作家マーク・トウェイン原作『トム・ソーヤーの冒険』などは、その大人の手におえない悪戯と冒険好きの子らを活写している。トムやハックルベリー・フィンが現代に生きていたらＡＤＨＤのレッテルを貼られただろう。夏目漱石作の『坊っちゃん』の主人公も自分の腕に小刀で切り付けたり、二階の窓から飛び降りたり……と破天荒。やはり、現代社会では折り紙付きのＡＤＨＤと診断されたであろう。

死亡例二五人！　FDA公表の衝撃

かように現代社会は「普通」と違った人間には「異常」のレッテルを貼りたがる。ある意味で恐ろしい社会だ。さらに、これら「異常」レッテル人間には〝治療〟と称して薬剤を強制投与するのだから、恐ろしい。昔、ナチスがやっていたようなことを、すでに現代の医学界は平然と行っているのです。

「落ち着きのない」子どもなどへの〝リタリン〟投与治療など、その際たるもの。

ところが二〇〇六年二月一〇日、衝撃ニュースが流れた。

「『リタリン』使用に警告――米食品医薬品局（FDA）、一九九九年～二〇〇三年、服用者に死亡例二五人」（『毎日新聞』一面）

〝リタリン〟は商品名。正式名称は「塩酸メチルフェニデート」。正体は中枢神経刺激薬です。それは中枢神経つまり脳を刺激興奮させる。早くいえば神経毒物そのもの。報道によれば「FDAの薬物安全リスク管理諮問委員会は、九日、〝リタリン〟服用で『突然死や心臓障害などの危険が増す可能性がある』との『警告』を添付すべきだ――と勧告した」。

すでにFDAの調査では、少なくとも子ども一九人を含む服用者二五人の死亡例が報告されている。同委員会は〝リタリン〟について「添付する『警告』は、もっとも厳しい〝ブラック・ボックス（黒枠付き）〟にすべき」と八対七で可決。（それでも〝反対〟が七人もいたとは！）

AP通信によれば、すでにアメリカ国内では〝リタリン〟服用者は月間で子ども二〇〇万人、大人一〇〇万人というから驚倒します。

〝リタリン〟副作用報告は死亡例だけではない。ＦＤＡによれば一九九九〜二〇〇三年で、服用者に深刻な心血管疾患が五四例も報告されているのである。

覚醒剤に構造が酷似し依存性が高い

「〝リタリン〟は向精神薬の一つで、覚醒剤に構造がよく似ている」「服用すると覚醒剤のような高揚感が得られ、依存性が高い」（『毎日新聞』）

まさに〝覚醒剤〟そのもの！　〝リタリン〟を投与された子どもたちは、確実に依存症――つまり〝覚醒剤〟中毒に陥る。その子どもの将来は、ドラッグ漬けの廃人としての未来しかないはず。ドラッグはいちど打っただけでズブズブの中毒症状に陥る。それは底無し沼に沈んでいくようなものです。

日本では、〝リタリン〟は、治りにくいうつ病や過眠症（ナルコレプシー）治療薬として、医師が処方してきた。世界六六ヶ国で、すでにＡＤＨＤや過眠症治療に認められている。とっくに〝リタリン〟は世界の大半を制覇している。しかし、うつ病への投与が認められているのは日本だけです。

日本でも二〇〇八年にADHD用に発売

日本では幸いなことに、子どものADHD治療には認められていなかった。

ところが米資本の製薬会社ヤンセンファーマ社が二〇〇六年に厚労省に認可申請。〇八年に発売された。この〝リタリン〟販売に他社も追随した。

リタリンは、まず一八歳未満のADHDへの適用が認可され、さらに二〇一三年一二月には、一八歳以上にも適応拡大されています。使用規制どころか、使用推進でわが国政府は動いている。強力な海外製薬資本の圧力によるものでしょう。

政府広報では「〝覚醒剤〟は心身を滅ぼす悪魔です！」と青少年への警鐘を乱打していながら、一方で、子どもへの注射を認可するのだからメチャクチャの極み。

この〝覚醒剤〟の年端もいかない子どもへの強制投与を政府は認めてしまった。

南さんたち市民グループの怒りももっともです。

さらに副作用報告は続く。

「ADHDで〝リタリン〟を使用した複数の患者について、副作用とみられるケイレンの事例が報告されており、二〇〇二年一一月、『使用上の注意』の中にその事実が明記された」（『読売新聞』二〇〇六年二月九日）

これは、明らかに中枢神経障害のあらわれ。神経毒性が筋肉けいれんで現れたのです。さらにひどくなると心筋停止などによる心臓麻痺など重大副作用に襲われる。ヤンチャな子どもの心臓は、こうしてADHD毒性で、永遠に停止させられる……。

「心」はクスリでなく食べ物で治す

南さんら市民グループは、薬で子どものADHDや精神疾患を治すという発想に真っ向から反対しています。専門家、研究者にも反対の声は強い。

「……親など、まわりの人を心配させる行動や症状は、なぜ起こっているのでしょうか？ その原因は①食原性低血糖症、②ビタミン、ミネラル欠乏、③有毒金属、④脳アレルギー、⑤腸障害、⑥甲状腺機能障害……などをまず調べ、問題があれば、対処し、援助すべきです。（〝リタリン〟など向精神薬を）投与する医師たちは、このような手続きをすませているのでしょうか？」（大沢博・岩手大学名誉教授　心理栄養学）。

子どもたちを〝覚醒剤〟中毒の地獄に、ひきずりこむような〝リタリン〟投与を絶対に認めてはならない。

5 合成着色料はアトピー原因、心を狂わせる

北欧諸国で人工着色料は全面禁止

タール色素は石油原料で合成される。よって合成着色料と呼ばれます。

食べ物に着色するのは「原材料をごまかす」「劣化・変質をごまかす」などの〝ごまかし〟目的以外にありえない。消費者にとっては余計なお世話なのです。

スウェーデンやノルウェーなど北欧諸国では、人工着色料はほぼ全面禁止です。その理由は「食べ物に不必要」「発ガン性」「アレルギー問題」などが理由です。

日本では一九六四年、二四種類ものタール色素が許可されていた。このころの〝安全性チェック〟などいい加減のきわみ。なんと添加物メーカーに「安全証明」データを提出させていた。それも「急性毒性」などの動物実験のみ。メーカーが自社に不利な資料を出すはずがない。それは子どもでもわかります。

それに癒着した厚生労働省役人が気軽に判を押しまくって食品添加物の数は爆発的に激増、たちまち三〇〇品目を突破しました。ところが一九六五年、赤色一号、一〇一号が発ガン性で禁止。続々と禁止されタール色素は一一種類にまで激減してしまった。しかし残ったタール色素も海外で発ガン性など指摘されながら、しぶとく生き残っている。理由は政界と食品業界と

の癒着です。

では、今後新たな毒性が発見されれば禁止となるか……？

行政の〝鉄則〟は後追い。海外で新たに禁止されて、初めて重い腰をあげる。ここで悲喜劇がある。海外ではとっくに禁止されており、問題になることは永久にない。すると日本でも永久に問題にならない……!?

もはやブラック・ジョークです。

全世界で禁止、日本は許可の三色素

人体毒性ありで海外で使用禁止、日本では生き残っている。

そんなタール色素をみてみよう。

赤色一〇四号（フロキシン）、赤色一〇五号（ローズベンガル）、赤色一〇六号（アシッドレッド）の三つは日本以外のほとんどの国で使用禁止。理由は「発ガン性」あり。なのに日本では依然、野放しで使い放題。赤色一〇四号は、赤いウインナ・ソーセージや和菓子、でんぶ……などを着色。赤色一〇五号は、かまぼこ、ナルト、缶詰のサクランボなど。あの鮮やかな赤はこの着色料のおかげ。赤色一〇六号はゼリー、紅ショウガ、福神漬などなど。つまり、赤く染まった加工食品類は、ほとんど〝発ガン着色料〟で色付けされているというわけだ。

とりわけ怖いのが赤色一〇四号。「ヒトの胎児細胞に突然変異を起こす」と国立遺伝学研究所の黒田行昭氏が指摘している。濃度に比例して突然変異は増大する。突然変異原性は発ガン性、催奇形性の「指標」なので、赤色一〇四号は発ガン性、催奇形性の疑いが極めて高い。ほぼ全世界で禁止なのも当然なのです。

コンビニ弁当などの「食品添加物」表示をよく見て欲しい。「赤色一〇四とか赤一〇五」などとあったら世界で禁止の発ガンタール色素が使われていると気づくべし。

黄色いタクアン食べて体がカユイ

危険なのは赤色タール系着色料だけではない。

緑色三号もEU（ヨーロッパ連合）やアメリカ、中国など多くの国々で使用禁止。その理由は発ガン性、染色体異常など。食品の安全性にずさん、といわれる中国ですら禁止している緑色三号――。それが日本では野放しとは！　ショックというほかない。異様に緑色の食品、飲料は要注意です。

その他、赤色二号、赤色一〇二号も、やはりEU、アメリカでは禁止。黄色四号が体内に入ると、わずか一時間でアレルギーを起こす（京大、末次勧氏らの研究）。

アトピー、花粉症、イジメのひきがねとの警告もある。黄色四号は、洋菓子、和菓子、漬物、清涼飲料水、魚肉練り製品など呆れるほど数多くの食品に添加されている。一九三品目の食品を調べたら、なんと約半分の九六品目に使われていた。「黄色いタクアンを食べたら、体がかゆくなった」という訴えも。アトピー発作のひきがねがタクアンかもしれないのです。

落ち着きがない子は脳アレルギー

それどころかイジメ、落ち着きのなさ……など神経症状もひき起こす。

一九七〇年代半ば、アメリカでは「暴れる」「落ち着きがない」「学習できない」などの異様な子どもたちが出現して社会問題となった。これら症状を示す子どもたちはＨＬＤ症（過剰運動による学習不能児）と命名された。ファインゴールド博士らによる研究チームは、この問題を追及し真犯人をつきとめた。それは、なんと合成着色料だったのです。

「これらＨＬＤ症の子どもたちに、合成着色料の入った食べ物を一切禁止したら、七〜一二日で症状が好転した」（同博士）

合成着色料のなかで、もっともＨＬＤ症状をひき起こしたのが黄色四号。そのメカニズムも解明された。これら合成着色料が体内に入るとメチルニトロソ尿素と呼ばれる毒素が生成される。この毒素は、人間の〝やる気〟を支配する脳の前頭葉に侵入し、損傷を与える。黄色四号はアゾ系色素と呼ばれる。仲間に黄色五号、赤色二号、赤色一〇二号などがある。構造の近い親類なので同じ毒性が指摘されている。つまり、これらアゾ系タール色素は「体内に入るとゼンソク発作、じんましん、鼻づまり、目の充血などのアレルギー症状をひき起こす」（『子どもが食べている食品添加物』家庭栄養研究会編　食べもの通信社）。

ところがコンビニ弁当などの表示に「黄四」「黄五」「赤二」……などの表示がビッシリ。これら食品添加物は、発ガン、アレルギーなどで身体を狂わせるだけでなく、精神まで狂わせるのです。ファインゴールド博士は、これら神経的な異常症状を〝脳アレルギー〟と名付けた。

それは、まさに環境ホルモンによる神経症状（ドラッグ作用）そのものです。

タール色素は社会犯罪の引き金

アメリカでの非行少年たちの比較実験があります。

黄色四号など食品添加物がたっぷり入った食事を与えたグループは粗暴さは改善されなかった。しかし、無添加の食事、さらに全粒粉で焼いたパン、玄米、生野菜など自然食を与えたグループの少年たちは、みるみるうちに行動が穏やかになり、更生して社会復帰していった。タール色素は、暴力や窃盗など社会犯罪の引き金でもある。その事実が立証されたのです。

日本でも近年、イジメ、校内暴力、不登校あるいは学級崩壊などが激増し、深刻な社会問題となっています。それどころか親や兄弟など身内を殺したり、バラバラに切り刻むなど陰惨な事件も多発しています。一時期日本人成人の暴行罪の検挙数は四・七倍にも激増していました（検察庁調べ）。

それだけ感情のコントロールがきかず、キレやすい大人が増えている。呆れるのは六〇歳以上の暴行罪の検挙率。なんと八・七倍と爆発的な増加ぶり。分別盛りの老人まで、かくも狂ってしまった。「暴走老人」などといった社会現象ではすまない。

一方で、ひきこもり、抑うつ、薬物中毒、自殺なども激増している。ＯＬの六割、サラリーマン五割が「なんらかの心の病を抱えている」という報告も……。老若男女問わず日本人の心身の破壊が始まっている。

その原因のひとつと指摘される**合成着色料**……。**北欧では有害無益と全面禁止**。なら日本でも、これら大人の大国の英知と英断を見習うべきです。

3
おっと、あぶない農薬・殺虫剤

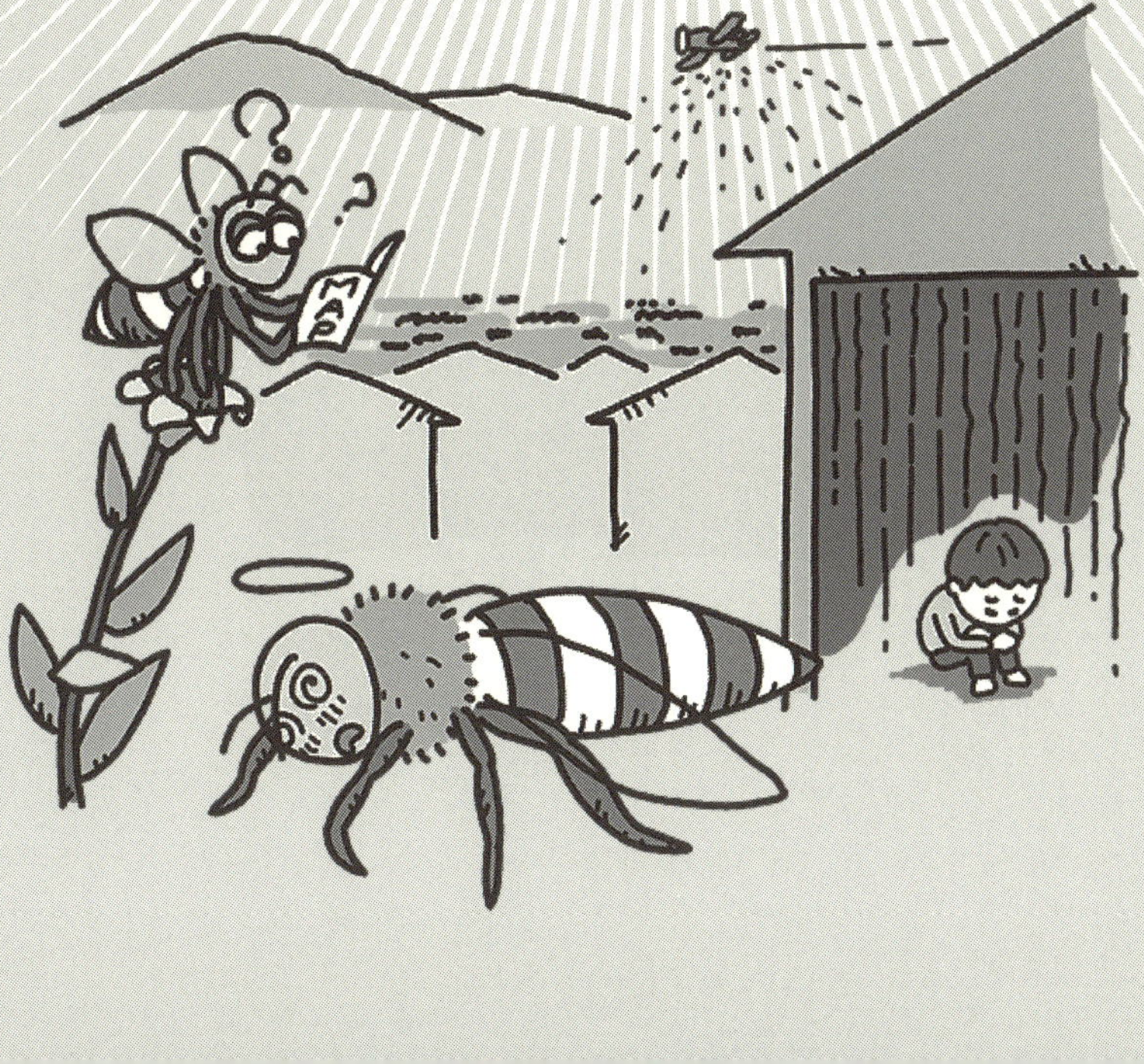

❶ ミツバチ全滅……！　恐怖の農薬〝ネオニコチノイド〟

全米で四分の一のミツバチが消えた

世界で、静かな恐怖が進行しています。

それは、まず小さな生き物たちの異変となってあらわれました。

ミツバチの大量死です。

まずアメリカ――。ミツバチたちが一夜にして忽然と姿を消す。まさにミステリーのような奇怪現象が全土で多発しているのです。二〇〇六年一〇月から、全米で飼われていた約二四〇万群のミツバチの四分の一が、半年間で消え失せた。ミツバチの生活単位はコロニーと呼ばれ、女王蜂一匹と、多数のメスの働き蜂で構成されます。通常、一群コロニーには、約四万匹の働き蜂がいます。これらが一夜にして次々に消え失せていく。ミツバチは、だれもが知る帰巣本能があります。花から花へ蜜を求めて飛び回り、それを巣に持ち帰り、幼虫たちを養う。それが忽然と消えた……ということは、帰巣本能が阻害され、野原のどこかで死に絶えたことを意味する。アメリカではわずか半年で、単純計算でも二四〇億匹近いミツバチが……死滅した……。ただごとではない。

世界的な食糧危機を加速化

この奇怪現象は「蜂群崩壊現象（ＣＣＤ）」と名付けられ、アメリカだけでなくカナダ、欧州全土、台湾などでも大量発生しています。

失踪だけでない。巣箱でミツバチが大量死していた、という報告も。アメリカでは九〇％のミツバチをいちどに失った養蜂家もいる。全米での被害総額は数百億ドルとケタ外れ。すでにアメリカではミツバチ消滅の被害は二〇州に及びます。異変は、日本にとって対岸の火事ではない。国内でもミツバチ大量消滅は各地で続発。すでに、宮崎、長崎、鹿児島などから報告が相次いでいます。

世界規模のミツバチ異常死は「地球滅亡」の恐怖のサインでは……と懸念する研究者もいます。なぜなら、ミツバチは別名「環境指標生物」。自然環境の変化を真っ先に感知する昆虫だからです。さらに数多くの植物がミツバチによって受粉しています。ミツバチなどによって受粉する虫媒植物にとって、ミツバチ全滅は自らの死滅をも意味する。農作物もリンゴ、アーモンド、大豆、ブロッコリーなど、九〇種類以上がミツバチによる受粉に依存しています。

専門家によれば、その産業規模は一四〇億ドル（約一兆六〇〇〇億円）。さらに家畜用飼料作物もミツバチなどに依存しており、極端にいえば魚介類以外、すべての食物に関係してくるという。

専門家は、このままＣＣＤが続発すると「作物の開花時期に受粉ができず、世界各地で壊滅的な打撃をうけかねない」という。それは世界的な食糧難に直結しかねない。すでに地球温暖化による食糧危機が叫ばれているのに、加えて、異常なミツバチ消滅現象で、食糧難が加速されていく。

殺傷力に〝手榴弾〟と〝原爆〟ほどの違い

このミツバチ大量消滅について、ウィルスや病原菌など諸説が飛び交っていた。

そこにズバリ、本質を指摘する証言を得ました。

「それは農薬です。それも新しい恐怖の農薬――」

養蜂家、藤原誠太さん。日本在来種みつばちの会、会長。

彼の告発は衝撃的。その農薬の名前は〝ネオニコチノイド〟。

「これまでの農薬が〝手榴弾〟なら、これは〝原爆〟」とは恐ろしい。つまり、これまでの農薬は畑や田圃の害虫を殺しても、その毒性は周辺にまで広がることはなかった。せいぜい数十メートル程度。ところが、この〝ネオニコチノイド〟は散布すると三～四キロメートル四方をいちどに汚染してしまう。名前から察しがつくように煙草の猛毒成分ニコチン由来の化学合成農薬。その普及に拍車を駆けたのが反農薬運動というのも皮肉……。」

「人体に毒性が低く」「効果がある」という謳い文句で登場してきた。

「減農薬」という表示があったら消費者は少し安心する。従来の有機リン農薬に代わって急速に、「減農薬」の流れに乗って、全世界に広まってきた。

「人間には従来の有機リン系農薬の三分の一以下の悪影響（？）で、益虫であるクモや魚類には〝実験室では〟かなりの安全性が確認されている」というふれこみ。ところが、容器には不気味な「注意書き」が――。「ミツバチ・カイコを飼っている付近では使用しないこと」。

この農薬メーカーによる警告文で、この農薬こそミツバチ大量死の犯人であることがわかる。

ミツバチの神経が狂う、そして人間も……

世界各地の農民、養蜂家も、ミツバチ大量死の真犯人が、この新型農薬であることに気づき始めた。農業国フランスでは、養蜂家たちが〝ネオニコチノイド〟禁止を訴え、裁判を起こし、ついに最高裁判所は「使用禁止」の判決を下した。

藤原さんたち養蜂家も、この殺虫剤使用の「即時見直し」を求めている。だいたい、散布すると三～四キロ四方まで被害がおよぶ農薬は、それ自体が恐ろしい。そこには民家がある、小学校や幼稚園も。また、これだけ広地域で、ミツバチ、カイコの有無を確認している農家など皆無だろう。この農薬は無人ヘリで空中散布されることが多い。風に乗り、思いもよらぬ広大な地域まで飛散する。一方、ミツバチはあらゆる山野を飛翔し、蜜を集め、植物受粉を手伝う。この毒の霧に出会えば、たちまち方向感覚を無くし、大地に墜落、死滅する。ミツバチ大量死（ＣＣＤ）の犯人像がクッキリ浮かび上がって来た。聞き逃せないのは、藤原さんの言葉。

「ミツバチの神経系と、人間の神経系は極めて似ている。だから蜂の神経回路が狂うということは、人間の神経もやられている可能性があり、それを指摘する学者もいます」。

とくに危ないのは感受性の強い子どもたち。〝ネオニコチノイド〟の子どもたちへの神経毒性を心配する研究者は、〝カナリアの子どもたち〟と呼び、その精神破壊に警鐘を鳴らす。最近の子どもや青少年のいじめ、不登校、異常犯罪などの激増と、この〝悪魔の農薬〟と無関係とはいえまい。

人類の「パンドラの箱」即刻禁止を！

藤原さんは、この農薬を「パンドラの箱」に例える。

「……はじめは少量で、抜群の効き目を表し、まるで、伝家の宝刀のごとく『これで解決！』と思える。しかし、それは『パンドラの箱』のごとく災いが次から次に広がる」

かれも人類に対する悪影響を恐れる。

「『人』にも個性がある。ときとして、害虫だけが死滅する程度の農薬で、死ぬほどの苦しみを持つ『人』も確実に存在する。精神まで蝕むこともある」

そして、アメリカではすでに数百億ドルもの農作物被害が出ている。作物を守るための農薬で、なんという皮肉！　そして人間に、さらに地球上の全植物に致命的被害を与えつつある。まさに「地球滅亡」の恐怖――。〝ネオニコチノイド〟系農薬は、即刻使用禁止すべきです。

❷ 〝悪魔の新・農薬〟――ネオニコチノイド、恐怖の正体

蜂群崩壊症候群（CCD）の元凶

二〇〇六年の半年間だけで北米のミツバチ群の四分の一が消滅した。

農業大国フランスの最高裁判所が「原因はネオニコチノイド系殺虫剤である」と断定。さらに販売停止という異例判決を下しています。この新・農薬の特徴の一つに農薬メーカー側の徹底した情報隠蔽があります。とりわけ市販ネオニコチノイド系農薬の毒性情報は、皆無。それだけ、徹底した秘密主義が貫かれている。それは、この新・農薬が「知られてはまずい」恐ろしい毒性を秘めているからです。

わたしは、この〝悪魔の新・農薬〟を追及する過程で、一級の海外文献を入手した。

それは『JOURNAL OF PESTICIDE REFORM』（『農薬改良ジャーナル』二〇〇一年春号）、この農薬専門誌のネオニコチノイド特集記事は、おそらく公表されているデータでは、これをしのぐ情報は存在しないでしょう。

世界最多用……ペット用から新建材まで

取り上げられているのはネオニコチノイド系でもっとも代表的殺虫剤〝イミダクロプリド〟。

同誌によれば「世界でもっとも大量使用されている殺虫剤の一つ」という。いつのまにか、世界の殺虫剤市場はネオニコチノイド系に席巻されてしまっていた！　その用途も多岐多様。もっとも大量消費されているのは耕地などに散布される農薬使用だが、その他、芝生用、園芸用、さらには家庭用殺虫剤からペットのノミ取りまで進出！　さらに驚くのは、農業分野以外への進出。たとえば住宅用建材にこの〝新・農薬〟が使用されていると聞いたら驚くでしょう。じっさい床用合板などに、この毒物を染みこませて販売しています。「シロアリ対策」合板などがそれです。まさか新築住宅に入居した人は、床下からこの〝毒〟が立ち上ってくるとは、夢にも思わないでしょう。

〝効かなくなる！〟農薬ジレンマ

ネオニコチノイドは神経毒性によりミツバチの帰巣本能などを狂わせ、死滅させせます。登場してきた背景は、かんたんに説明できます。それまで、世界の農薬市場を支配してきた有機リン系農薬に、害虫や病原菌が耐性を獲得してきたからです。新しい農薬は、登場したときは奇跡のような殺虫効果を上げる。しかし、たちまち害虫は自らの遺伝子（ＤＮＡ）を変化させ、農薬毒性に耐性を獲得してしまう。すると、もはやカエルの面になんとやらで、まったく効かなくなる。だから農薬メーカーは、新たな農薬の開発を迫られる。これは農薬ジレンマと呼ばれます。一種のアリ地獄で抜け出ることはできない。近代農薬の最悪の落とし穴なのです。

現代の「心の病気」と重なる症状

――さて、この『ジャーナル』誌で取り上げられたネオニコチノイドの毒性を見てみよう。

①急性毒性……添加剤で毒性は二・四倍に悪化

同じ神経毒物でも有機リン系は攻撃的になる。これにたいして、ネオニコチノイドの場合は逆です。実験動物に投与すると無気力、呼吸困難、運動失調、ふるえ、ひきつけ、けいれん、体重低下……などの神経症状に襲われる。さらに、恐ろしいのは配合される添加剤の相乗毒性。配合薬剤が添加された市販殺虫剤は、〝イミダクロプリド〟単体投与では五日間続いた神経症状が一二日間と、二・四倍も長く続いた。そして、神経症状も重篤となり、さらに下痢、衰弱もひどくなる。現代人に「ひきこもり」、「慢性疲労症候群」、「パニック障害」、「うつ病」、「自殺」……などが多発している。これらは、ネオニコチノイドの神経症状と重なる。現代人の「心の病」の背景に、この〝悪魔の新・農薬〟が潜んでいるのではないでしょうか。

②生殖毒性……生まれた子は体重半減、流産二・五倍

その生殖異常は、さまざまな形で観察されます。たとえば、妊娠ラットに投与すると生まれた子どもの体重は半減していた。この毒物が、いかに胎児にダメージを与えるか一目瞭然です。さらにウサギでは流産が二・五倍に激増しています。これらは、ネオニコチノイドの胎児毒性の激しさを表しています。また牛の胸腺細胞のＤＮＡ結合異常が五倍に！　これは、ネオニコチノイドの突然変異原性を証明します。つまり、ＤＮＡ障害から発ガン性、催奇形性などの恐れも強くなってきたのです。

③鳥類毒性……運動失調、うずくまり、そして絶滅……

ネオニコチノイドは昆虫のミツバチだけでなく鳥類も殺す。ハトやツバメの群れの半数を殺す致死量（ＬＤ五〇）は体重一キログラム当たり五〇ミリグラム以下（米環境保護庁ＥＰＡ）。そして、この五分の一以下の投与量で、鳥たちは運動失調、営巣停止などの異常行動を引き起こす。一キログラム当たり六ミリグラム投与では飛べなくなり、うずくまる。ミツバチ同様、世界中で鳥の大量死が始まっています。これらデータは、新・農薬が鳥も絶滅に追い込んでいる可能性を示しています。

④水生動物……超低濃度一〇億分の一（ｐｐｂ）以下で死ぬ

水生動物のある種の甲殻類は一ｐｐｂ（一〇億分の一）以下の超低濃度で死滅します。また、エビ類も重大な影響を受けます。わずか〇・三ｐｐｂの極低濃度の水で二八日間飼育したエビは体長が四分の三に、体重が約八割に減少したのです。

ネオニコチノイドは水溶性なので、農薬散布→農地→地下水→河川水→海洋……と水生動物にまで影響は及ぶのです。

⑤精子激減！　ミミズの精子奇形が激増し、死の大地に

ミミズは地中の労働者であり、肥沃な大地を育んでくれます。ところが、土壌がネオニコチノイドでわずかでも汚染されると、ミミズの精子奇形は激増します。わずか〇・五ｐｐｍ（一〇〇万分の一）汚染レベルで五倍近い増加ぶりです。

――以上の結果は、〝悪魔の新・農薬〟はミツバチも、人類も、鳥類も、水生動物も、大地も、死滅させるという恐ろしい現実を示す。一方で、自然農法の一種「天敵農法」とネオニコチノイドを比較した実験があります。その結果は「天敵農法」の完勝でした。伝統的な自然農法に、ネオニコチノイドは全く敵わない。つまり、これからの農業が生き残るには、自然農法への大幅シフト以外に道はない……。（『〝悪魔の新・農薬〟ネオニコチノイド』拙著、三五館参照）

ついにEU、アメリカ全面禁止へ

このような毒性報告ラッシュに、ついにEUは二〇一三年一二月、ネオニコチノイド農薬の使用禁止を決定したのです。ついで、アメリカも二〇一五年四月、禁止の方針を打ち出した。

これら欧米の厳しい禁止措置に反して、いまだ日本は野放し。いかに、政府が大企業の奴隷に堕落しているかが、よくわかります。

❸ 有機リン系殺虫剤――身のまわりに潜む神経毒ガス

ルーツは大量殺戮の毒ガス兵器

有機リンといえば、農薬の代名詞です。

いわゆる有機リン系殺虫剤。それは恐ろしい神経毒があり、その毒性で害虫を殺す。

有機リン農薬のルーツを知って、あなたは慄然とするはず。そもそも有機リン剤は、神経ガス――つまり毒ガス兵器として開発されたもの。世界初の毒ガス兵器使用は第一次世界大戦。最初に使用されたのが塩素ガス兵器。それに対抗して、英米仏などの連合軍も毒ガス兵器を開発し戦場で乱用した。その犠牲者は第一次世界大戦だけで約一三〇万人にもたっしたという。あらためて戦争の恐ろしさに背筋が震える。そして世界初の神経ガスが〝タブン〟です。有機リン系毒物でナチス・ドイツが農薬開発中に偶然に出来上がったのです。

そして、第二次世界大戦……。〝タブン〟は毒ガス兵器のニューフェイスとして大活躍。ナチスは〝効力〟に満足し、さらにサリン、ソマンという強力神経毒ガス兵器を次々に開発。一九四九年、イギリスはＶＸガスという超強力な神経毒ガスも開発した。こうして有機リン系の神経毒ガス、ワースト４が誕生したのです。

神経間の伝達を阻害して〝殺す〟

有機リン化合物の特徴は、無色無臭です。通常は液体で存在します。

その神経毒性メカニズム――。呼吸や皮ふから体内に侵入すると、即座にコリンエステラーゼ酵素と結合します。この酵素は神経伝達物質アセチルコリンをコリンと酢酸に分解する大切なはたらきがあります。

神経情報は神経繊維から他の神経繊維に伝えられるときに、シナプス間隙という隙間を通り抜けなければなりません。

アセチルコリンは重要な神経伝達物質です。神経繊維の末端（シナプス）から分泌され、神経情報を次の神経繊維や筋肉に伝達します。それは隣の神経末端にあるアセチルコリン受容体にキャッチされて情報は伝わるのです。

伝達物質アセチルコリンの役割は筋肉収縮させる指令です。よって筋肉は収縮します。次に受容体に結合したアセチルコリンは酵素コリンエステラーゼの作用で分解されます。すると収縮した筋肉は弛緩する。ところが有機リン化合物はコリンエステラーゼと結合してしまう。この酵素はアセチルコリンを分解できない。つまり、筋肉は収縮したまま元にもどれない。筋肉は硬直し、けいれんし、呼吸不能となり窒息死にいたる。目をおおうばかりの苦悶死です。一九九五年に起きた地下鉄サリン事件は、戦時中の毒ガス兵器が、平和な都市を襲った悪夢でした。専門書によれば「神経ガスに対する決め手となる治療法はない」。

とくに吸いこんで時間がたつと、救命は絶望的となります。

農薬で乱用、農民などに被害多発

それは戦争中の毒ガス兵器の悪夢にとどまらない。

「有機リン剤は、神経を持っている動物には作用するが、植物のように神経のないものには無害。このためパラチオンやマラチオンなどといった有機リン剤は、農薬の花形として、たちまちのうちに世界に普及していった」（『へんな毒すごい毒』田中真知著、技術評論社）

これら有機リン農薬は、毒ガス兵器サリンなどのように人間を即死させるほどの猛毒性はない。しかし、まちがいなく神経毒性を秘めている。

「この農薬が残留した野菜を食べた場合、神経のある動物である人間もまた、その殺虫作用を受けることになる」（同著）

わたしは九州の農村生まれだが、幼いころ、よく農薬中毒の被害を見聞きした。田舎では、それを「クスリにあたった」とささやきあっていた。毒ガス兵器に使われたような毒物を田圃にまく。最初の犠牲者が農民であるのも当然。次に残留農薬の野菜などを食べた消費者がやられた。中毒症状は、軽いものでは手足のシビレ、頭痛、めまい、さらに下痢、腹痛に苦しむ。いずれも全身の神経伝達が阻害されて起こる症状です。重症被害になると脳障害を起こして死亡するのです。

農薬散布で学校生徒に被害多発

これら神経ガスの有機リンは、まず子どもや老人など弱者を直撃します。

「農薬散布で児童ら頭痛」――これは『東京新聞』(二〇〇八年五月二七日)の見出し。島根県出雲市で起こった被害は深刻。それは市内小中高一五校の児童・生徒ら一七三名におよんだ。二六日、子どもや生徒たちは頭痛や目のかゆみを次々に訴え学校は大パニックに。うち一五四人が病院に搬送され手当てを受け、男子中学生一人は重症で入院となった。

〝犯人〟はすぐ明らかになった。それは高らかな爆音を轟かせて学校上空を通過したからです。市がチャーターした農薬散布用ヘリ。目的は松くい虫防除。その殺虫剤が子どもたちを襲った。「市によると、農薬は有機リン系で、市内四地区で午前五時二〇分ごろから同八時二〇分ごろにかけて、ヘリコプターを使って散布。被害の訴えは九時半ごろからあり二地区の計一五校にのぼった」(同紙)。

これほど重大な農薬被害なのに市や請負業者は「通学路を避け、早朝に散布し、農薬濃度にも問題はない。詳しい原因は不明」と信じがたいコメントでごまかしています。

住宅、家電など凄まじい乱用

有機リン被害は農薬散布や残留だけで起こるものではない。

盲点は新築住宅――。

入居して高熱、おう吐、動悸、めまい……さらには異常な恐怖心、攻撃心、そして夫婦喧嘩などで家族が崩壊していく。

原因は？　それは新建材に使われている有機リン系のシロアリ駆除剤、畳の防ダニ剤、木材防腐剤などによるシックハウスです。いわば毒ガス兵器を住宅内で使っているようなものです。症状が起こらないほうが不思議です。

「有機リン化合物にいったん強く暴露すると、それ以後は有機リンあるいは他のなんらかの化学物質に、それが超微量であろうと反応し続け、しかるべき神経・精神症状を呈することも医学的に確認されている」

指摘するのは農業ジャーナリスト、長谷川熙氏。『ＡＥＲＡ』（二〇〇五年四月二五日）で「都市に広がる有機リン汚染」を警告しています。同誌によれば、身のまわりのいたるところに神経毒物の有機リン化合物が使われています。

それは――畳、防腐剤、合板、農薬……から家電機器、コンピュータ、ＩＣ基板、ＯＡ機器……さらには防火カーテン、床ワックスまで、予想を超える乱用ぶり。

「徹底的に規制せよ！」と声をあげると、なんと、かれらは密かに次世代殺虫剤ネオニコチノイド系にシフトを始めていたのです。まさに、モグラ叩き……。有毒化学物質全体に歯止めをかけないと、最後は人類の存続そのものが危なくなります。

4

まだ、肉を食べているのですか？

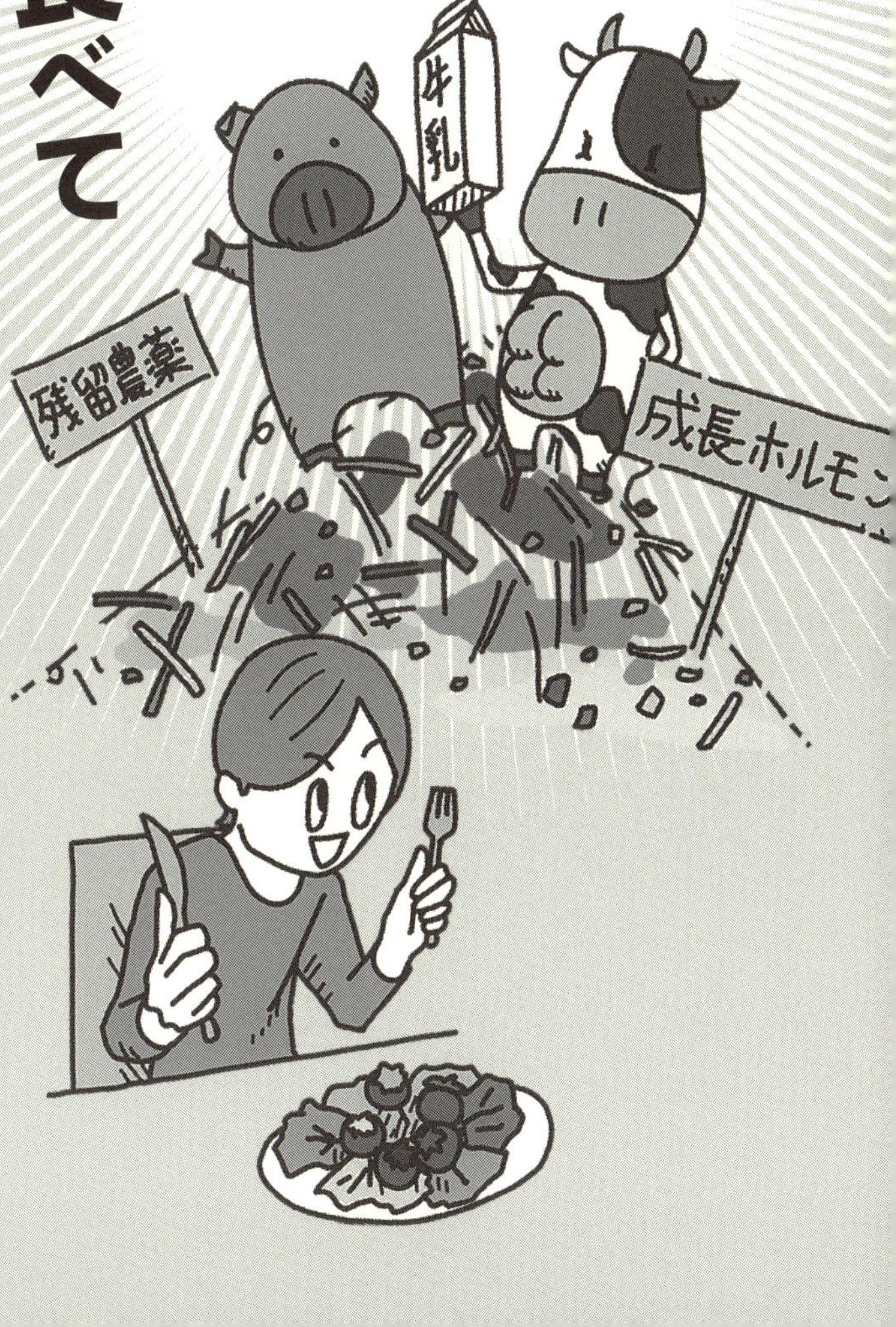

❶「肉食」は、人類も地球も滅ぼす

マッド・カウボーイの転身

「肉食は人を殺す」――この一言は、いささかショックでした。

わたしは、二〇〇二年に『マッド・カウボーイ』という原題の本を翻訳しました（邦題『まだ、肉を食べているのですか』三交社）。

著者はハワード・ライマン他。彼はアメリカ西部モンタナ州でも二番目の大牧場主だった。なにしろ年間七〇〇〇頭もの牛を出荷。四代目の生粋カウボーイ。モンタナ州と言えば牛の数が人間の数よりはるかに多い。まさに〝牛の王国〟、カウボーイたちのメッカです。

やり手牧場経営者だったライマンは、ひょっとしたことから人生に大転機を迎える。それは、突如、彼を襲った病魔だった。脊髄腫瘍……。助かる確率は百万分の一ともいわれる悪性だったが、難手術で彼は奇跡的に生還した。そのとき、人生を振り返り深く懺悔と悔恨に囚われる。広大な美しい緑なす西部を破壊してきた農薬や化学肥料浸けの農業。さらに、抗生物質や成長ホルモン浸けの牧畜。肉食と飽食にまみれて肥満しきったみずからのからだ……。その揚げ句が脊髄腫瘍という末路……。

全米死亡原因のトップは「肉食」

だれにでも人生の転機があるという。

彼は病院のベッドの上で思案した。そして決断した。

そうだ、これからは「土」と「健康」のために生きよう。

そして、彼はベジタリアンとなったのです。菜食主義者のカウボーイ。そこで、タイトルをユーモアをこめて『マッド・カウボーイ』としたわけです。彼は徹底的に「肉食」と「健康」「環境」とのかかわりを学び、研究した。その集大成がこの本です。

そして、彼は冒頭の一言にたどりつく。

「一つの単純な科学的事実から始めよう。これは議論の余地のない事実だ──〝ミート・キルズ〟つまり『肉食は人を殺す』のだ。ただ、その〝殺しっぷり〟はタバコなど足下にも及ばない」。彼は言う。「『肉食』こそ、アメリカ国民の病気と死亡原因のダントツのトップなのだ」

①歯の形、②消化器の長さ、③唾液……

その理由──。彼は実に詳細な医学データを駆使して、いかに「肉食」がアメリカ人を殺しているかを立証する。

まず、ライマンは「人間の歯を見よ」という。臼歯五：門歯二：犬歯一──。

よって、この比率で穀物、野菜、動物食を食べなさいと、教わってきた。しかし、ライマンは「犬歯は〝本物の犬歯〟ではない」という。なるほど虎やライオンなど肉食獣の犬歯は鋭い。人間のそれは〝名残〟でしかない。よって「動物食を食べる必要はまったくない」（ライマン）。

さらなる実証は「肉食動物の消化器系の長さは体長の三倍。人間は一二倍もある。肉は消化器系に入ると腐敗して有毒物を生み出すので、肉食動物は速く体外に排泄するため消化器は短い。逆に人間が四倍も長いのは穀物、野菜を消化するため。そこに肉が入ると腐敗発酵の毒が発生してしまう」という。漢字で「腐る」という字は「府」（消化器）の中に「肉」が入ると書く。古の人の叡智には驚かされる。

さらに「肉食獣の唾液は、肉を溶かすために酸性、人間の唾液は穀物を溶かすためアルカリ性。これも肉食が人類に有害であることを示す」とライマンは指摘する。

つまり①歯の形、②消化器の長さ、③唾液アルカリ性……いずれも人類が〝草食動物〟であることを示す。

さらに「一二億頭の牛が緑を喰い尽し、地球の砂漠化が急激に進んでいる」と警鐘を鳴らす。

けっきょく「肉食」は「人類」も「地球」の未来も滅ぼすのです。

――健康被害だけでも、「肉食」の恐ろしさに背筋が寒くなります。

▼心臓病死八倍：アメリカ人は二人に一人が心臓マヒで死ぬ運命にある。その最大原因が「肉食」です。一九七〇年代半ばに興味深い研究がなされた。二万四〇〇〇人以上のキリスト教系宗教団体メンバー、セブンス・デイ・アドベンチスト（ＳＤＡ）の信者たちの健康を比較調査

した報告です。ＳＤＡ食事の基本は菜食主義です。その中でも二つに大別されます。「乳と卵はよし」とするラクトオボ・ベジタリアン。もう一つは一切、動物食を避けるビーガン・ベジタリアン。研究結果は、全米の心臓病死亡率にくらべて前者は三分の一、後者は八分の一という低さだった。つまり、完全な菜食主義者に比べて、ふつうの食事のアメリカ人は「肉食」により八倍も心臓病で〝殺されている〟のです。

すでに一九六一年、「菜食主義の食事は、心筋梗塞の九七％を防ぐ」という医学報告があります（『ジャーナル・オブ・ザ・メデシン』誌）。

ちなみにバイパス手術より食事改善のほうが、はるかに心臓病を改善することが証明されています。痛い思いと美味しいベジタリアン……どちらを選びますか。

▼脳卒中死八倍：心臓マヒも脳卒中も、肉食でのコレステロール（脂質）が血管を詰まらせることから発症します。冠状動脈が詰まれば心臓、脳血管が詰まれば脳梗塞になるだけの違いです。

▼乳ガン四倍：「日本での膨大な研究では、毎日のように肉を食べる人の乳ガンリスクはそうでない人の四倍にもなる」（ライマン）

▼大腸ガン死四倍：菜食中心の日本的食事をしている日本人と、肉食中心アメリカ型食事の日系アメリカ人をくらべると、大腸ガン死亡率は、アメリカ型が四倍です。

▼糖尿病死亡率三・八倍：これも膨大な疫学調査で立証された。過剰栄養の「肉食」は糖尿病

死への一里塚なのです。

▼前立腺ガン：「肉食」急増により日本人に激増しています。将来、男性死亡率のワーストワンになると予測されているほど。

▼骨粗しょう症：牛乳・肉は両方ともカルシウム豊富なのに、逆に骨粗しょう症を悪化させます。中国人はアメリカ人の六％しか動物性たんぱくを摂取していない。だから、彼らが骨粗しょう症に悩むことはほとんど無い。

▼重症アトピー：鹿児島大医学部が二〇〇人ほどの重症アトピー患者を調べると、ほぼ例外なく①肉、②油、③牛乳、④砂糖、⑤卵……が大好物でした。これらは体内で強い活性酸素を発生させます。ちなみに、これらを除いた食事指導をしたところ半年弱で全員が目覚ましく完治したのです。

――以上。微生物のゾウリムシやミジンコから虎やライオンまで、自然界の生き物たちは自分が何を食べてよいかを、ハッキリわきまえている。食べていけないものは、決して口にしない。こうなると人類は、地上で最も愚かな生き物ということになります。

「あなたはゾウリムシ以下だ！」と言われたら、怒りますか……？

❷ "肉"こそ最悪の農薬汚染食品だ……!

農薬残留は根菜の四〇倍、葉野菜の八倍

無農薬にこだわる主婦が増えています。

「残留農薬が不安なの……」。だから少しくらい高くても有機野菜にしている。

その選択は正しい。ただし、これらの主婦に「もっとも農薬汚染されている食物は?」と聞いたら例外なく「野菜」「果物」と答えるでしょう。ところが、正解は「肉」なのです。

「肉の脂肪に含まれる農薬は根菜の四〇倍、葉野菜の八倍だ!」

これは、わたしの尊敬する栄養評論家、丸元淑生氏の告発。彼は『日刊ゲンダイ』(二〇〇六年一〇月二〇日)の連載コラムで衝撃的な警告を行っています。

「アメリカで行われた最近の調査で、アメリカ人が食事で取り込んでいる殺虫剤(農薬)は五五%が肉からであることが明らかになっている」

ちなみに二三%が乳製品から、一一%が野菜・果物・穀類からです。なぜか? 農薬は脂溶性の化学薬品です。だから、食物連鎖の頂点に立つ動物の脂肪組織に濃縮されていく……。

肉は恐るべき発ガン食、殺人食だった！

言うまでもなく肉を食べれば、ガンや糖尿病など死亡リスクは激増します。

大腸ガン死は四倍、糖尿病死三・八倍……などは頭に刻んでおいたがいい。もっと凄いのは心臓病の死亡リスク。肉食者（ミート・イーター）は、ベジタリアンの八〜一〇倍死んでいます。脳卒中死も約一〇倍近い。これら恐怖の死亡リスクをみると、肉はまさに発ガン物質であり、殺人食品としかいいようがない。

それでも肉食批判は、現代社会ではタブーである。食肉産業は巨大な政治力を持ち、マスメディアをスポンサー圧力などで支配している。

また、食肉産業の背景には、カーギル社などのような巨大穀物メジャーが控えており、その背景には地球を支配しているロックフェラー財閥など巨大石油メジャーが鎮座している。だから永遠に肉食批判はマスメディアでは禁忌なのです。

丸元氏は言う。

「肉の脂肪を頻繁に、かつ多量に摂取すると、（毛細血管などの）末梢循環の悪化が慢性化するだけでなく、血液の粘度が高まって動脈硬化が進む。そして悪玉のＬＤＬコレステロールの量が増加し、健康な人では脂肪の見られない組織や臓器に脂肪がたまっていく。メタボリック・シンドロームも進むのだ」（同紙）

つまり動物脂肪自体が、健康にはきわめて危ないリスク・ファクター、それに恐ろしい農薬・

汚染が上積みされているのです。

肉食者は五〇～一〇〇倍も農薬汚染

「人間が摂取したＤＤＴの九五％は酪農製品と肉製品に由来する」――。

一九七五年にアメリカで発表された、「環境の質に関する評議会」の衝撃リポートです。

『ニューイングランド・ジャーナル・オブ・メデシン』は、「ベジタリアン女性の母乳にはアメリカ女性の平均値の一～二％の汚染農薬しか検出されない」と報道しています。

言い方を変えれば、肉食するふつうのアメリカ人の体は、肉を食べない人の五〇～一〇〇倍も農薬で汚染されている。農薬は、いずれも恐ろしい発ガン物質だらけ。肉食者にガンが多発するのもあたりまえでしょう。

土壌、家畜、ヒト……恐怖の食物連鎖

「アメリカで生産されるほとんどの肉が汚染されている」

まずダイオキシンなどの人工発ガン物質汚染。これは除草剤の一種で、アメリカがベトナム戦争で枯れ葉剤として用いた悪名高い〝エージェント・オレンジ〟に近い化学構造を持つ。

肉がダイオキシンに汚染されているなんて、だれ一人信じないはずなのに、いまだ、肉を汚染しているのです。

次にＤＤＴ……。これは三〇年以上も前に禁止された農薬ではなかったか。

「しかし、いまだ地中に残留している。困ったことに、この薬剤はなかなか還元されず、この先、数千年も残り続ける」（ライマン氏）

恐ろしいダイオキシンやＤＤＴが、どうして肉を汚染するのか？

それは、これら有毒物質が土壌を汚染しているからです。それが、飼料作物を汚染し、それを食べた牛や豚、鶏などの肉を汚染する。丸元氏のいう食物連鎖によって汚染物質は、食物に濃縮されていく。

農薬の八割がエサ穀物にばらまかれ

ライマン氏は断言します。

「家畜用穀物には、人間用にくらべると、びっくり仰天するほど高濃度の農薬残留が（アメリカ政府によって）〝許可〟されている」

その理由は「食べるのは人間ではなく牛や豚などであるから……」。

「オイオイ、ちょっと待ってくれ」と言いたくなる。最終的には、その牛や豚を、人間が食べるのです。

アメリカで消費される農薬の約八〇％は、たった四つの穀物をターゲットにしています。

それは――コーン（とうもろこし）、大豆、綿花、そして小麦です。これらは家畜に与える主要穀物。

「そして、家畜は、他の毒性物質を摂取するたびに、それらを脂肪に蓄積させている」（ライマン氏）

肉骨粉による〝共食い〟で濃縮

それに加えて肉骨粉スキャンダル。草食動物であるはずの牛、豚、鶏などに、仲間の死体を粉末にして与えていた。身の毛のよだつ共食い……！

「家畜が、ほかの動物を食べればどうなるか？　人間も家畜も同様だ。家畜が最大レベルの発ガン物質を脂肪にたっぷり濃縮して蓄え、それを、我々が食べる。すると、お返しにたっぷり濃縮された発ガン物質を〝賞味〟できる、という訳だ」（ライマン氏）

丸元氏も「最近の研究は、肉の脂肪に含まれる農薬が乳ガンの原因のひとつであることを明らかにしている」と指摘。ライマン氏も言う。

「毎日のように肉を食べる人の乳ガンリスクは、ほとんど、あるいはまったく食べない人に比べて四倍」「乳ガンリスクは卵、バター、チーズの消費量とともに直接に関連して変化する。これは驚くにあたらない。アメリカでも菜食主義の団体セブンス・デー・アドベンチストの女性の子宮頸ガン、卵巣ガンの発生率は、他のアメリカ女性に比べて、驚くほど低い」。

肉食の思想――その悪夢から解放されないかぎり人類に未来はない。

❸ 成長異常、発ガン……狂牛病より怖い？〝成長ホルモン〟

草食動物に〝共食い〟近代畜産の矛盾

「狂牛病の狂った牛よりも、深刻な狂気……」

アジアの市民運動家バンダナ・シバ博士は、工業化された近代畜産業を批判します。

「危険な食糧生産システムが、ますます世界に広まっている」（『サード・ワールド・リサージェンシー』一九九六年、№69）

牛や羊は、ほんらいは草食動物。大草原で草を食んで生きる動物に、肉骨粉つまり仲間の死体の〝粉末〟を食わせるのが近代畜産の正体だった。草食動物に「共食い」をさせ〝肉食動物〟に仕立てていたのです。狂牛病は、まさに起こるべくして起こった大自然の裁き。草食動物に、なぜ仲間の肉骨粉を食わせたのか？　それは〝畜産資源〟を効率的に活用したいという理由の他、乳牛の乳量が増えるというメリットがあったから。乳量を四倍、五倍と異常に増やすため〝効率〟のいい動物性飼料を積極的に活用した。

これは不自然きわまりない飼育方式です。五倍近い乳を強要される牛はたまったものではない。不健康な生理状態を強いられ寿命は五分の一と短命で終わるのです。

抗生物質、動物用薬剤……〝クスリ漬け〟の実態

肉骨粉を与えただけで、約五倍増もの乳量を得ることは、不可能です。

そこで裏技〝奇跡の妙薬〟が登場。それが人工〝成長ホルモン剤〟……。

〝肉食〟による不健康状態でもこのホルモン刺激で乳房はパンパンに膨れ地面に触れんばかりとなる。さらに反自然状態はそれだけではない。効率重視のため畜舎にぎゅう詰めの「密飼い」。本能的な運動すら許されない。運動不足とストレスで牛はさらに疲弊し免疫力が落ちる。感染症や乳房炎が蔓延……。畜産業者は今度は抗生物質や動物用薬剤を投与。注射や飼料添加で、家畜はクスリ漬けとなる。これが近代的畜産の正体なのです。

これらクスリ漬けの中でも、もっとも深刻な影響を与えているのが、〝成長ホルモン〟です。

乳牛の寿命は約五分の一に……

「狂牛病と〝成長ホルモン〟は、コインの裏表」。イギリスの女性ジャーナリスト、J・ペレラの指摘です。理由は「狂牛病蔓延の背景には、先進国の畜産業が牛乳・食肉増産に人工合成〝成長ホルモン〟を乱用したから」。

〝成長ホルモン〟（γBGH）は遺伝子組み替え技術で生産されます。巨大化学メーカー、モンサント社が開発。このγBGHを乳牛に投与すると、乳量生産は飛躍的に増大します。γBGH使用は一九九三年一〇月、アメリカ食品医薬品局（FDA）によって認可されました。同

局は「安全性に問題ナシ」としたのだが、EU諸国やオーストラリア、ニュージランドなど多くの国々は〝危険性アリ〟と軒並み使用禁止となった。

ペレラ女史も厳しく否定します。

「……この〝成長ホルモン〟γBGHが『牛と人間の健康を危険にさらす』という証拠は世界で数多く提出されている。なのに化学薬品業界は集中的ロビー活動（議会工作）でアメリカ、イギリスで認可させてしまった。そして普及拡大している。〝成長ホルモン〟投与の牛は、絶え間なく妊娠、泌乳を繰り返す。その結果、老化が早まり通常二〇〜二五年の寿命が五年以下となってしまう」

濃厚〝肉骨粉〟で乳量は約五倍！

このような不健康きわまりない病牛から絞った乳が人間の体にいいわけがない。

たとえば一九三〇年ごろの乳牛の一日あたりの平均乳量は約五キログラム。それがγBGH投与の牛は平均二二キログラムとはねあがる。これでは草をのんびり食べていては、間に合わない。そこで〝極めて濃厚な〟飼料として肉骨粉が登場したのです。

これが——狂牛病と成長ホルモンはコインの裏表——の意味です。

近代畜産における〝成長ホルモン〟投与は、乳量の増加だけが目的ではない。

その名のとおり成長を促進するのだから、家禽類や豚、牛、羊……なんでも飼料に投与すれば、成長は〝促進〟される。つまり、少ない飼料で早く肥育できる。それだけ業者は利益を上げる。だから近代畜産現場では〝成長ホルモン〟投与は、なかば常識化している。問題は、これからです。投与された〝成長ホルモン〟は、とうぜん食肉や牛乳に残留する。それらが思わぬ副作用を引き起こす。かつて、〝成長ホルモン〟を与えた鶏肉を食べた乳幼児の乳房が膨らんだり生理が始まるなど、異様な症状が続発して国際問題になった。

アレルギー、末端肥大、発ガン性……副作用が続々

さらに〝成長ホルモン〟には数々の恐ろしい副作用がある。

▼**アレルギー**……モンサント社やFDAは「γBGHは単に、天然由来ホルモンを真似しただけ。自然なミルク成分を変化させることは、まったくない」と安全性を主張する。ところがモンサント社製ホルモン剤は、牛の天然ホルモンとは違いアミノ酸配列が異なる。つまり自然なミルクを飲むのはなんでもない人でも、γBGH投与の牛乳を飲むとアレルギー反応を起こす恐れがある。

さらに、隠された恐ろしい副作用の危険性があった。

▼**末端肥大症**……それがインスリン成長因子（IGF-1）だ。成長ホルモンにたいして細胞反応をコントロールする働きがある。体内にも存在し、分子構造は人も牛もまったく同じ。IGF-1過剰だとヒトの場合、末端肥大症になる。この病気の特徴は足、腕、鼻、顎などが巨

大化することです。

正常な乳牛にくらべて、γＢＧＨ投与の牛の牛乳成分ＩＧＦ－１の増加率は二五～三六〇％……！　投与された牛肉も同程度の増加率を示す。

一九九三年、英国政府の公式データは「ＩＧＦ－１レベルが五〇〇％も増加した！」という驚愕的なもの。ＩＧＦ－１は、加熱や消化酵素でも不活性化しない。つまり増加した〝毒性〟は体内に入っても不変なのです。

これほど過剰なＩＧＦ－１が体内に取り込まれれば、末端肥大症のリスクは避け難い。

▼**発ガン性**……さらに研究者は「ＩＧＦ－１が発ガン因子として作用する恐れ」を警告する。

▼**肝・腎臓肥大**……また高濃度ＩＧＦ－１投与実験で「雌ラットの体重を増加させ、雄ラットの腎臓、肝臓を著しく肥大させている」という報告も。

▼**大腸ガン**……またＩＧＦ－１は、腸の内皮細胞の成長分割を刺激し、大腸ガンなど悪性腫瘍を増加させると警告されている。

じっさい過剰なインスリンは大腸ガン、甲状腺ガン、骨腫瘍、乳ガンの成長因子として作用する。〝成長ホルモン〟投与した牛のミルクや牛肉に残留するＩＧＦ－１が侵入すれば、やはり腫瘍細胞は増大してガンに変化する。これら学界による危険性の指摘を受け、ＥＵ加盟国一四ヶ国さらにカナダは〝γＢＧＨ〟使用の保留（モラトリアム）を決定した。

世界八〇ヶ国以上、二一五の消費者団体が参加する国際消費者機構（ＣＩ）も〝成長ホルモン〟剤使用には大反対です。「投与された動物同様、人間も健康被害をこうむる」からです。

さらに〝成長ホルモン〟投与→牛に乳房炎多発→抗生物質の大量投与→牛の抵抗力低下→バクテリア増殖→抗生物質投与……の悪循環に陥る。

EU内で唯一〝成長ホルモン〟を強行導入したイギリスのみが狂牛病発生パニックで震撼した。まさに因果応報——。ちなみにアメリカや日本では〝成長ホルモン〟は、未だ野放しです。

アメリカ産牛肉の残留は和牛の六〇〇倍

「アメリカ産牛肉と和牛を比べると、成長ホルモン残留はアメリカ牛が六〇〇倍！（赤身）。脂肪部位でも一四〇倍も多かった」（北海道大学調査報告）。

さらにアメリカ産牛肉が輸入解禁になって、日本人のホルモン依存性のガン（乳ガン、精巣ガン、前立腺ガンなどの）の発症も約五倍に激増しているのです。それも牛肉を多食してきた中高年に多発しています。

こんどは抗ガン剤などガンビジネスが大儲けです。まさに、米国産牛肉の〝呪い〟。食肉産業は、莫大な資金を使ってマスコミを操作しています。それは、料理番組で必ず肉を使わせる、などの圧力から、焼き肉やステーキなどグルメ番組を茶の間に流し続ける……など。テレビは完全に大衆〝洗脳〟装置と化していることに、気づくべきです。

5 甘いモノに気をつけろ！

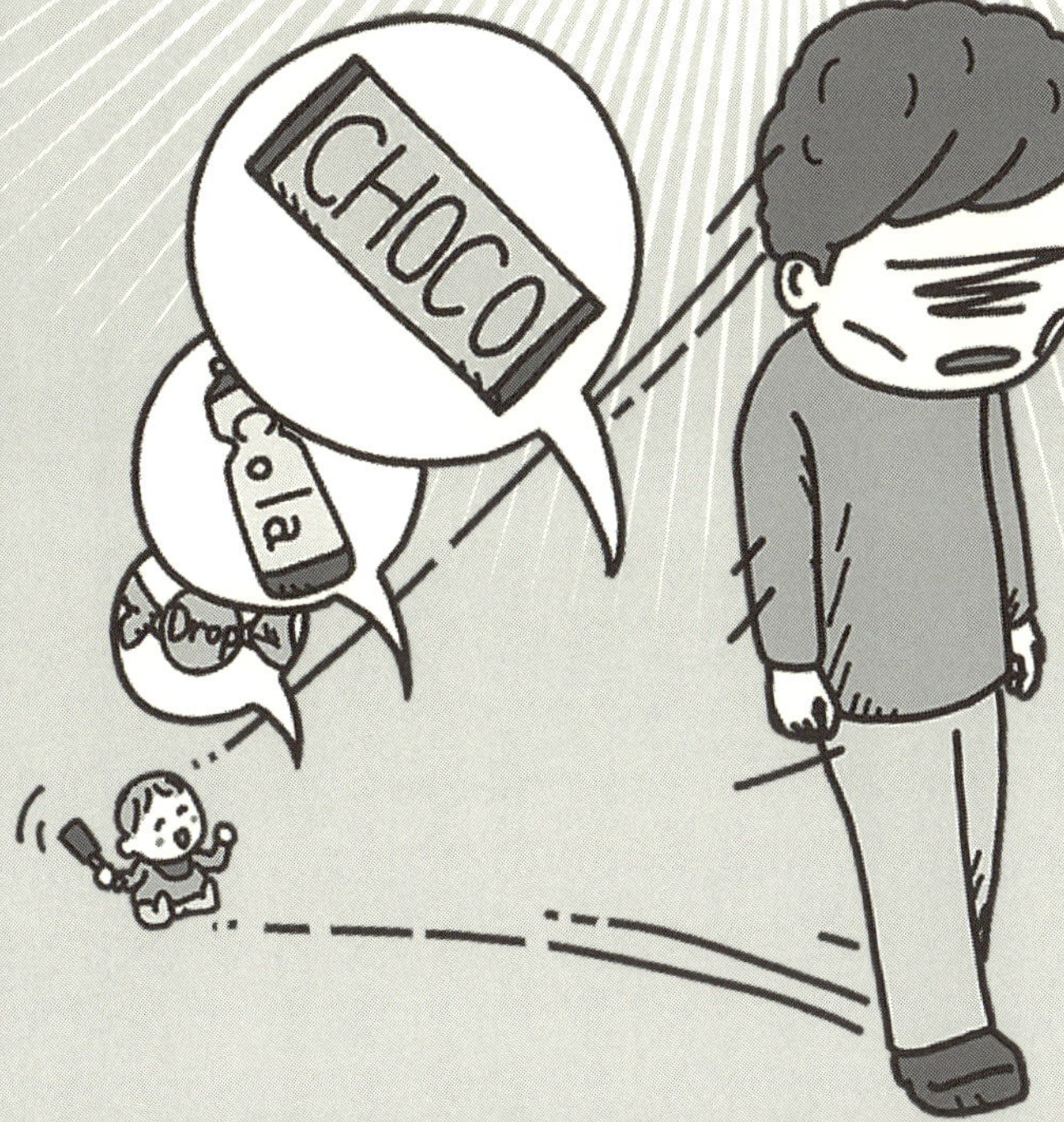

❶ 白砂糖は猛毒だ！　心も体も狂わせる

家畜に与えれば、たちまち死ぬ

「砂糖が、もし『栄養だ』というものがあるなら、いちど、家畜に与えてみるがよい、たちまち病気になり死ぬ」

これは、アメリカのJ・I・ロデール博士の警句。博士は言う。

「人間も動物の一種であることに違いはないから、同じことである」「糖は『エネルギー源のグリコーゲンをつくる』というが、グリコーゲンはデンプンからはもちろん、アミノ酸からでも、脂肪からでもできるのだから、栄養学上（白砂糖は）全く不必要なものである」

博士はアメリカでのオーガニック農業の理論誌『プリベンション』誌の主筆を務める。栄養学の権威である博士の言は重い。

かつて——白砂糖の消費量は文明と比例する——といった馬鹿な言いぐさがあった。

ロデール博士は、その迷妄に鉄槌をくらわす。

「白砂糖が小児マヒやリウマチ、動脈硬化の原因になることは、権威者の研究に多々ある」

「ようするに百害あって一利なし。この〝毒物〟は、むしろ地上から一掃したほうがましである」（『白砂糖の害作用』）。

ある研究者は「白砂糖の害が一つでも明らかにされれば、食品添加物としてでも、絶対認可されない」と断言するのです。

歯、骨のカルシウム脱落で虚弱体質に

砂糖の害作用とは？

馬淵道夫博士（みどり会診療所長）は明解です。

「子どもに白砂糖の甘いものを沢山やると虫歯になり、骨が細くなると言われている。（理由は）砂糖の代謝に必要なビタミン類、無機質が、白砂糖では精製されてなくなっている。このため、酸性の中間産物（乳酸など）が生じ、酸血症（アチドーシス）になってゆく。身体のほうでは、やむを得ずに骨や歯のカルシウムを動員し、中和に使ってしまうので、歯は悪くなり、骨は細く、脆く、そして虚弱体質になってくるのです」（『慢性病とのたたかい』）

骨が細く脆くなるのは骨粗鬆症の典型症状で一種の老化現象。白砂糖の原料はサトウキビなどの植物です。それらにはビタミン、ミネラルなども豊富に含まれているのに〝精製〟という最新技術で、これら栄養素をはぎ取ってしまう。それこそ白砂糖の悲喜劇と言えるでしょう。

白砂糖のことを最新栄養学では〝空のカロリー〟と呼んでいます。つまり、ただ燃えるだけで、そのときに大切な栄養素を浪費してしまうのです。〝空炊き〟で体液は酸性に偏ります。その結果、生じる酸血症（アチドーシス）は生命にも関わる危険な症状なのです。

「低糖」飲料でも恐るべき虫歯に

白砂糖と虫歯の関連は、もう常識です。

砂糖水をかるく一口ふくむだけで……。

「濃度に関係なく歯表面が十数分も、虫歯になる酸性状態になってしまう」（東北大学、山田正教授、口腔衛生学）

山田教授は、いろいろな濃度の砂糖水（一〇cc）で被験者にうがいをしてもらった。そして、歯表面の歯垢（プラーク）の酸性度（pH）を測定してみた。すると砂糖濃度一〇％という濃い砂糖水よりうすい濃度（〇・五～五％）でも「口に数十秒ふくむだけ」で、歯垢の酸性度はpH五・七より強いという「強酸性」になることがわかったのです。そして、その「強酸性」状態は八～二〇分も続いた。わずか一％濃度でも一〇分間も歯は冒され続けたのですから「低糖」がうたい文句の缶コーヒーでも、まさに〝虫歯製造〟飲料にすぎない。

歯表面のプラークには、いわゆる虫歯菌がウヨウヨいる。これらの菌は砂糖に出会うと、それを栄養源に猛烈に繁殖。そのとき強い酸を出し、歯のエナメル質を溶かすのです。

「強酸性」状態が続く時間を「虫歯期間」と呼び、コーラやファンタ、缶コーヒーなどを愛飲していると、その危険な「虫歯期間」をダラダラとひきのばすことになります。のどアメ、キャラメルなども自殺行為。口中に砂糖が〝長期滞在〟してしまう。

だから、これらを飲んだり、食べたりしたあとは、すぐにウガイをして口をすすぐ。それもただの水では効果なし。緑茶やウーロン茶ですすぐ。なぜなら、そこに含まれるカテキンが驚くほど虫歯菌をやっつけてくれるからです。

冷え性、コリから脳梗塞、心筋梗塞……！

しかし、虫歯などは白砂糖被害の序の口——。

「砂糖を過食すると、糖尿病、虫歯、動脈硬化症、低血糖症、胃弱、小児の癇（かん）などの病気の遠因となることは、医学的に分かり切っている常識」（郡司篤孝『有害な子ども食品』）

白砂糖のとりすぎが動脈硬化など血行障害を起こすのは、次のメカニズムです。

砂糖をとる→血糖値急上昇→ブドウ糖を〝燃やす〟酵素不足→ブドウ糖の一部が燃え切れず乳酸に→乳酸は毛細血管に詰まる→乳酸が血管タンパク質と結合→動脈硬化症→冷え性、コリ、脳梗塞、心筋梗塞など……。よく脳卒中などは「塩分のとりすぎ」がよくない、と言われます。実は「糖分のとりすぎ」のほうが、はるかに危険だったのです。

キレる脳、イライラ、うつ病の原因

「現代人に急増中のキレる脳や、イライラ、うつ病は、砂糖のとりすぎが原因」と断定するのは岩手大学名誉教授の大沢博博士（前出）。つまり「現代の若者が凶暴化する根本原因の一つが食生活」という。ある実験で、清涼飲料水を固形化してネズミに与えたところ、そのグループだけが体重測定のときに噛みついてきた。大沢博士の調査でも少年院に収容されていた暴力少年たちに共通するのが「清涼飲料水のガブ飲み」でした。

砂糖が凶暴化の原因となるのは〝低血糖症〟に陥るからです。砂糖をたっぷりとると血糖値が急上昇、それを抑えるインスリンが大量分泌され、急降下……。これを血糖値の〝ジェットコースター現象〟と呼びます。すると副腎がアドレナリンを分泌する。これは別名〝怒りのホルモン〟。こうして凶暴に攻撃的になるのです。アメリカの犯罪者の九割近くがじつはこの〝低血糖症〟だった――という報告もあります。〝低血糖症〟が続けば、脳は栄養失調に陥る。「脳細胞は、重大な障害を受けて、脳細胞の死を招く危険性があります」（大沢博士）

多発する凶悪犯罪……潜む砂糖マフィア

大沢教授によれば、「多発する凶悪犯罪の背景に、この砂糖の大量摂取がある」という。「たとえば新潟で九年間も少女を監禁する事件がありましたが、この犯人が出したゴミはペットボトルとカップ麺が多かったのです」（大沢教授）

つまり「若い人から中高年にまで増えているイライラやうつの主な原因は、砂糖のとりすぎとコメ離れ」と断言する。ところが砂糖利権を握る〝砂糖メジャー〟は「砂糖は脳の栄養素」と仰天キャンペーンを繰り広げています。「脳を狂わせキレさせる元凶」を〝頭がよくなる〟といって推進ＰＲしている。まさに極悪犯罪……。

❷ 甘い物好きは低血糖症から統合失調症へ

食べまちがいで恐怖の低血糖症に

砂糖のとりすぎは低血糖症を招く——すでに指摘したとおりです。

さらに最近、低血糖症は悪化すると統合失調症にいたる、という警告が発せられています。その病理学的メカニズムも解明されています。食事と精神の病の第一人者、岩手大学名誉教授、大沢博氏は、「心の病は食事で治る」と断言する。逆にいえば「食事のまちがい」が「心の病」を引き起こす。

大沢教授が出会った低血糖症患者の症状はすさまじい。

▼事例一：女子生徒。「毎晩、魔物のようなものが現れて、足のほうから食べられる夢とか、頭の上から槍のようなものがたくさん突きささってくる……」。こんな夢を見る生徒がいた。「ひどく疲れやすい」、「足の裏が腫れて痛む」などの症状も。食生活は大食で、御飯を大人の三人前も食べる。帰宅すると自分でクッキーを作ってたらふく食べる。炭酸飲料も好きでよく飲む。病院で血糖値を測定すると典型的な低血糖症だった。

自販機コーヒーを三〜四本飲む

▼事例二：農家の主婦（三七歳）。めまいがひどい。首の後ろが痛い。顔は土気色。身体貧弱。食欲不振。飢餓難民のような外見。二ヶ月間、朝食を摂らずに自動販売機のコーヒーを三〜四本飲む。やがて吐き気が起こるようになる。「低血糖症リスク」の自覚症状をチェックしてもらった。すると「集中力がなくなる」、「カッとしやすい」……など、なんと三〇項目も該当した。

専門医が糖負荷試験を行うと、絶食期に糖分を与えると一時間後に二三三という異常な高血糖値になり、急降下。三時間後には四六という激変ぶり。これは低血糖症の患者に典型的な〝ジェットコースター〟現象。とくに絶食時よりも最低血糖値は三九も低下している。体温も血糖値が下がるにつれ冷えてくる。

▼事例三：女子学生。朝の体温が三二・九度。信じられない冷え性というより超低体温症。「食事を聞いたら、驚いたことに、食事はいつも菓子パンとケーキとジュースという答え。糖負荷試験で、やはり低血糖症でした」（大沢教授）

その学生のリポート。「わたしは昔から冷え性で、夜に布団に入っても身体がなかなか暖まらなくて、寝つけなかったり、夜中に寒いと目が覚めて……」と訴える。低血糖なので体がエネルギーを出せない。

アドレナリンと幻覚の関係は？

低血糖症だけでも身体が冷えて、さまざまな症状に悩まされていることがよく分かります。低血糖だと身体活動がうまくできない。そこで脳は、血糖値を上げるため副腎からアドレナリンを分泌させる。このホルモンは、本来は敵に遭遇したときなど急激に分泌される。「攻撃」か「逃走」を瞬時に判断し行動するため、急激に血糖値を上げる必要がある。さらに心拍を速め血圧を上げる。アドレナリンは、これらを即座に反応させる。よって、〝怒りのホルモン〟〝攻撃のホルモン〟などと呼ばれる。アドレナリン自体は毒蛇の毒の三、四倍という猛毒物質。それが体内をかけめぐるのでムカムカ、イライラする。つまり〝ムカつく〟〝キレる〟の原因は、アドレナリンにあったのです。

症状は、それにとどまらない。事例一の女生徒が毎晩「魔物のようなものが現れる」夢を見ている。それが起きているときでも見えたりすると、幻覚で統合失調症と診断される。大沢教授のもとに「娘が軽い統合失調症」と母親が相談にきた。確認すると娘さんは甘い物が好きで、毎日、菓子パン、チョコレート、チップス菓子などをよく食べる。診断するとやはり低血糖症だった。

アドレナリンが幻覚物質アドレノクロムに

一九五二年、カナダの若き精神科医ホッファーは統合失調症研究委員会で「アドレナリンの酸化によって幻覚物質アドレノクロムが生成される」と知り、僚友医師オズモンドと人体実験にチャレンジした。交互に量を増やしながらアドレノクロムを飲み続けた。まさに若さゆえの勇気。オズモンド医師に異変が現れた。

「天井の色が変わり、明るい色彩の点が現れた！　それがしだいに魚の形になった」。室外に出ると、「廊下が何か邪悪で敵意があるように見えた」。明らかにアドレノクロムによる幻覚症状……。

ホッファーは次の方程式を提示した。

①ノルアドレナリン→アドレナリン

②アドレナリン→アドレノクロム

①の変化はメチル群を必要とする。ノルアドレナリンはメチル群と反応してアドレナリンとなる。②アドレナリンは体内で酸化されると幻覚物質アドレノクロムに変化する。

この方程式から低血糖症で発生したアドレナリンは、酸化することで統合失調症の原因物質アドレノクロムに変化することが分かる。それは、症状からいえば低血糖症が統合失調症に変化することに他ならない。

ビタミンB３が統合失調症を治す

この方程式には、統合失調症の治療方法のヒントも隠されていました。

彼はナイアシン（ビタミンB３）が天然のメチル群受容体であることを知っていた。

彼はひらめいた。統合失調症患者にビタミンB３を投与すれば、そこにメチル群は吸着されてアドレナリン生成が抑制される。それは結果的に幻覚物質アドレノクロムの抑制につながる。またビタミンB３には、アドレナリンが電子を失って（酸化されて）酸化アドレナリン（アドレノクロム）になったとき、再びその電子を掴まえて（還元させて）もういちどアドレナリンに戻す作用もあった。②の変化が逆方向に進むのだ。

ホッファーは、この統合失調症へのビタミンB３効果を立証するため「二重盲検法」、「臨床研究」、「追跡研究」などで、その効果を完全証明した。

ホッファーは一九六七年、『カリフォルニアの五人の統合失調症患者』という論文冊子を発表。ビタミンB３で完治した輝かしい医学論文だった。

米国精神医学会に叩き潰された

ところが米国精神医学会は、このホッファーの理論を真っ向から否定した。

ホッファーは論文結論で、「どの患者も最良の精神医学センターで診断され、治療されてきたのだが、精神分析とトランキライザー（精神安定剤）には反応しなかった」と明記。

「これが挑戦的ととられたのだろう」と彼自身が回想している。

それは甘すぎる。精神医学利権は、トランキライザーなどの向精神薬で莫大な利益を上げている。そこにビタミンという栄養療法で統合失調症を治されることは、莫大な医療利権（医療市場）を失うことになる。よってホッファー理論は、精神医療マフィアによって徹底弾圧されたのです。ホッファーは医学論文発表の場さえ奪われてしまった。こうして輝かしい理論は闇に葬られた。それを発掘し世に問うたのが大沢教授なのです。

教授の元に救いを求める統合失調症の患者たちは、その指導によるビタミン療法で劇的に改善している。ホッファーは海を越えて、いま真の理解者を得たのです。（『医者が心の病に無力なワケ』三五館　大沢博・船瀬俊介他、共著　参照）

6 あふれるアブナイ薬、飲んではいけない！

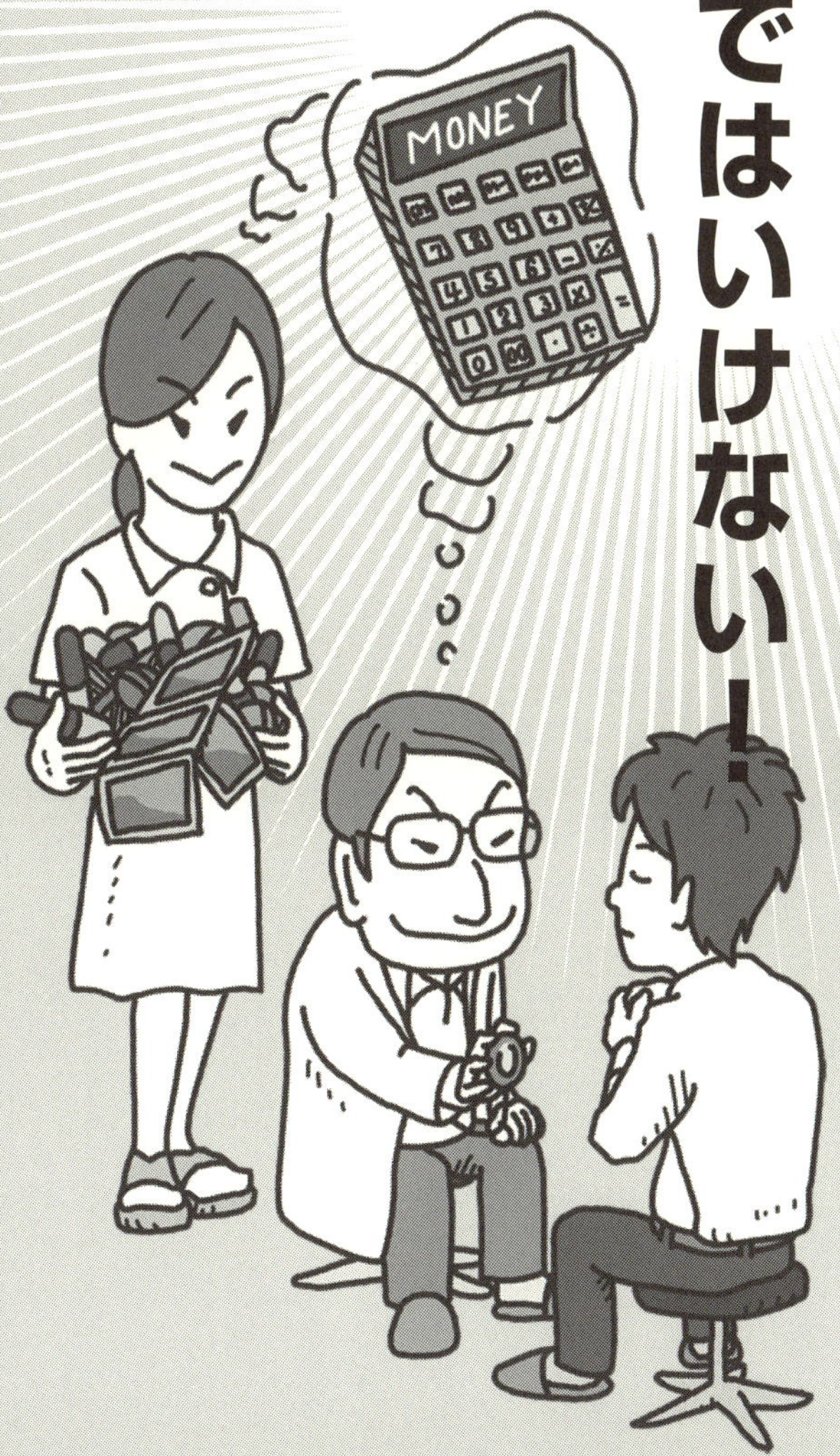

①〝メタボ健診〟で〝病人〟にされ薬漬け地獄に

政府・業界・学会が仕掛けた巧妙な罠

『メタボの暴走』（花伝社）という本を書いた。

姿を現した恐ろしい陰謀の告発ドキュメントです。

メタボリック・シンドローム。略してメタボ。太めオヤジの愛称でもある。もはや流行語となっている。二〇〇六年、厚労省は、突然この生活習慣病の追放キャンペーンを開始した。

五月、同省は「メタボリック・シンドローム及びその予備軍が、四〇～七四歳男性の約半数にたっする」と発表。さらに「女性でも約二〇％、該当者は全国で約一九六〇万人にも及ぶ」と国民に衝撃を与えた。

「それらは心筋梗塞や脳卒中、糖尿病など生活習慣病の引き金となる」（厚労省）

メタボの正式名称は〝内臓脂肪症候群〟。わたしも、厚労省報告を知ったとき、最初は政府が国民の健康に警鐘を鳴らしていると前向きに評価していた。

メタボの四要素は①高肥満、②高血圧、③高血糖、④高脂血である。専門医はこれを〝死の四重奏〟と呼ぶ。それだけ疾病リスク、死亡リスクが高まる。一説には、まったく健康な人と、これら〝死の四重奏〟を抱えている人では、死亡リスクに三五倍と開きがあるという。メタボ症候群を改善することは、健康の決め手であることはいうまでもない。

健康人でも病院に引きずり込む

ところが政府（厚労省）のメタボ追放政策は隠された意図があった。

同省は「国民医療費の適正化（削減）のためには、メタボ症候群の改善が不可欠」と大義名分を唱え新政策を打ち出した。それがメタボ健診制度。正式名称、医療制度改革法。「二兆円の医療費が削減できる」が謳い文句だったが……。

二〇〇六年五月、衆議院厚労委員会で強行採決。審議未了の批判も踏みにじりゴリ押しした。その法律には恐るべき「メタボ特定健診・特定保健指導」制度が潜み込んでいた。これは「あなたは太り気味、注意しましょう」という健康ガイドラインでない。国家権力が、国民の首に縄をつけて、健康な人でも病院に引きずり込んで、薬漬けにする。そういう狙いを秘めている。まさに〝メタボの陰謀〟だ。

つまり製薬会社が巨大利益を上げるために自民党政府を動かして仕掛けた罠なのだ。

告発する一冊の本がある。『メタボの罠』（大櫛陽一・東海大学医学部教授著、角川新書）。副題「『病人』にされる健康な人々」が本質を指摘している。

大櫛教授は批判する。

「『特定健診』は、基準を厳しくして、患者を増やし、薬物の使用量を増大させ、国民の半数を薬漬けにしようとする悪質なトリックだ」

つまり、ふつうの健康な人々が「特定健診」に引きずり込まれる。国が恣意的に決めたガイドライン数値を少しでも上回っていると〝異常〟のレッテルを貼られ、「病人」にしたてたてあげられてしまう。

二人に一人お呼び出し、拒否は処罰

そんな、恐ろしい「特定健診」制度が二〇〇八年四月一日から始まった。対象は四〇～七四歳の被保険者・被扶養者すべて！　中高年の日本人なら、だれひとり逃れる術はない。その先に待つのは薬漬け地獄だ。

「日本人の四九・七％が病人、あるいは半病人として病院での受診を勧奨されることになる」（人間ドック診協会）

次に国家から指導、治療のため〝出頭〟命令が来る。その先に待つのは検査漬け、薬漬けである。まるで、かつての暗い軍国主義の時代の徴兵検査か召集令状（赤紙）そのもの。そんな暗黒の「メタボ健診」が、ついに正体を現した。

健康な人まで病院に行かされ診療費と薬代を払わされる。大櫛教授は「医療費がさらに五～六兆円増加し、しわ寄せで必要な医療が削減される」と警告。さらに「日本の健診制度や医療制度を崩壊させる危険性がある」と警告。厚労省のいう二兆円削減なんてウソ八百だった。推進側責任者も「一〇年間は医療費が増えるかもしれない。しかし二〇年後には成果が出るはず」とマヌケなことを公言している。

医療費は大爆発、医療は大崩壊する

ある試算では三〇六〇万人が検査、治療のため病院に行列を作らされる。それだけの人々が検査や治療に膨大な医療費出費を強要される。医療費は間違いなく大爆発する。そして、もの凄い数の健康人が病院に殺到するため、ほんとうに医療を必要とする人たちが弾き出されてしまう。つまり、医療は大崩壊していく。

それは、医療パニックから国家破産につながりかねない。そんな狂気の政策が実行されようとしているのに、国民はほとんど気づいていない。

開始された新健診制度は次のようなものです。

まず、肥満健診は腹周り（ウェスト）を測定。そして男八五センチ、女九〇センチ以上は①高肥満（内臓脂肪型肥満）と認定される。さらに②高血圧、③高血糖、④高脂血のうち二つ以上が〝基準値〟を超えているとメタボリック症候群と判定される。

この〝メタボ狩り〟基準は、異常に低目に設定されている。だから、そのまま実行されると、大半の人々が〝メタボ狩り〟の網に引っ掛かる。

さすがにマミコミも騒ぎ始めた。

「腹囲八五センチ、血圧一三〇：メタボ健診は有毒!?――〝病人〟を大量生産、過剰投薬で健康被害、医療費大爆発……」（『読売ウィークリー』二〇〇七年一二月三〇日）

問題の多いウェスト周り基準値

このメタボ基準に、「おかしい」と内外の医療専門家から轟々たる批判がまきあがった。

まずウェスト測定。位置はヘソ周り。男性八五センチ以上は男性に厳しすぎる。この数値に内科医などから異論噴出している。最大欠陥は身長を無視していること。身長一五〇センチの男性ならウェスト八五センチ以上ならポッチャリ目かもしれない。しかし、身長一八〇センチ以上だったら八五センチ程度は普通だ。そもそも内臓脂肪はCT検査を行わないと測定できない。苦肉の策で腹周りを測っている。また日本だけ基準値が男性より女性のほうが大きくなっている。世界にこんな例はない。

次に高血圧値。メタボ健診では「八五／一三五mmHg」以上に設定されている。この程度の血圧は、かつては正常値とされていた。

高血圧について、政府はミステリアスな動きをみせている。戦後、一貫して高血圧症の診断基準は、高い方が一八〇だった。それが、不可解なことに二〇〇〇年に一七〇に下げられ、二〇〇四年には一四〇に……！　それが二〇〇八年のメタボ基準では一三五と、わずか八年で四五も下げられた。「できるだけ多くの国民を〝メタボ狩り〟したい」。厚労省の意図がはっきりみえる。

〝メタボ狩り〟の先に〝薬害地獄〟

同じことが脂質、血糖値にもいえる。それまでの「国内メタボ診断基準値」や「受診勧奨判定値」より、さらに低く設定されている。やはり、〝メタボ狩り〟の網にできるだけ多くの健康な国民をすくい取ろうとする魂胆が読み取れる。先に待つ降圧剤、コレステロール低下薬、血糖降下剤などは、各々、恐ろしい副作用が五〇前後もある。つまり、〝メタボ狩り〟の先には〝薬害地獄〟が待っているのです。

さらに、健診や指導を拒絶すると医療費負担額を一〇％加算というペナルティ（罰）が待っている。まさに国家強制プロジェクトなのです。

官僚が机上で描いた空論ともいえる無謀計画――成功する見通しは絶望的です。

❷ 怖い降圧剤――記憶喪失、心臓マヒ、尿失禁、インポ

〝毒〟作用で血圧を下げるとは

メタボ健診の陰謀の警告は次のとおりです。

国民五七〇〇万人、約二人に一人に〝お呼び出し〟。約三〇六〇万人が〝病人〟にされて病院送り。待ちかまえているのが薬漬け医療。政府による〝メタボ狩り〟の狙いは、薬の売上増という〝メタボ特需〟だった。二兆円の医療費削減など嘘っぱち。じつは、最低でも五～六兆円の医療費激増は確実。そのあとに医療は崩壊するでしょう。

薬漬け計画の筆頭は血圧降下剤（降圧剤）。かつて一八〇mmHgだった診断基準を一三五まで引き下げた。それも健康な人を〝高血圧症〟にしたてる陰謀……。

その先には降圧剤の薬漬けが待っている。

化学物質による毒物反応で、血管が拡張したり、ホルモン受容体阻害で血圧を下げる。

〝毒〟の生理現象を利用したにすぎない。つまり降圧剤とは血圧を上げる生理因子を阻害する毒物のことです。

血圧調整している因子は多い。

①カルシウム、②アンジオテンシンⅡ（血圧を上昇させるホルモン）、③塩分（利尿効果）、

④アドレナリンなど（血圧を上げるホルモン）……などなど。

これら各々に毒作用させ、血圧を下げる医薬品が多様に開発販売されているのです。

アクセルにブレーキ！　心臓病に

「体は必要があって血圧を上げようとしている。それを薬で無理に下げると、体はそれに反発して、さらに上げようとする」（菅野喜敬医師、セントクリニック院長）

つまりアクセルとブレーキを一緒に踏んだ状態。体はパニック状態に陥り疲弊する。

「最後は体もくたびれて薬に負けてしまう」（菅野医師）

「降圧剤を使うと心臓病やガンなどの原因となる」と警告するのは安保徹博士（元新潟大学大学院）。

「血圧を下げられた体は、血液を多く送るには脈を速くするしかない。そこで心臓に負担がかかる。心肥大、頻脈など心臓疾患のある人に降圧剤を飲んでいる人が多い」

さらに末端の毛細血管まで血液が行き届かなくなる。その部分が壊死してガン化していく。最後に痴呆症や脳梗塞、ガンが待つところが降圧剤の恐ろしさ。

ところが、これほど怖い降圧剤が、わが国では乱用されている。すでに七〇歳以上は二人に一人が、降圧剤を〝常用〟している！　絶句するしかない。

脳梗塞、記憶喪失、肝障害から尿漏れ

代表的降圧剤「ハイトラシン」（アボット・ジャパン）の副作用をチェックしてみよう。

これはアドレナリンα1ブロッカー。血圧を上げるホルモン（アドレナリン）を阻害して血圧を下げる（以下「医薬品添付文書」より）。

ただし、医者のほとんどは、この重要文献「添付文書」をまったく読んでいない。その理由は「読んでいるヒマがない」から。つまり、「禁忌」、「重大副作用」、「使用上の注意」、その「回避方法」など、医者は無知のまま患者に漫然と投薬し続けている。「添付文書」は危害防止マニュアルなのに、無視……、これでは、薬害はなくならない。

さて、この降圧剤――

■用法・用量：成人一日〇・五ミリグラム（一回、〇・二五ミリグラム、一日二回）より投与を始める。効果が現われないと一日一～四ミリグラムまで増量（最高投与量は八ミリグラムまで）。

■使用上の注意（副作用症例）：慎重投与：次の患者には慎重に投与する。

（一）重篤な肝・腎機能障害のある患者（薬剤の血中濃度が上昇するおそれがある）。

（二）高齢者：一般に過度の降圧は好ましくない。脳梗塞が起こるおそれがある。

血圧下げて脳梗塞とは皮肉。この使用上の注意は、守られていないはず。七〇歳以上の半数は降圧剤の薬漬けなのだから。さらに注意すべきは降圧剤の「重大副作用」。

（一）記憶喪失（頻度不明）：血圧低下に伴う一過性の記憶喪失などが現われる。「異常が認められたら投与を中止し、適切な措置を行う」とあるが、クルマの運転中に起こったら間に合わない。

降圧剤による意識不明の交通事故が、案外多発しているのでは？

（二）肝機能障害：ＧＯＴなどの上昇を伴う機能障害。黄疸（頻度不明）。

■重要な基本的注意

「妊娠中の投与に関する安全性は確立していない」と怖い記述があった。つまり降圧剤には流産、死産、先天異常などのおそれがある。また「小児らに対する安全性は確立していない」。つまり子どもに厳禁。それだけ、毒性が激しい。

さらに、副作用をくわしく見てみよう。

発症の多い順から▼めまい（ふらつき感などを含む）、▼立ちくらみ、▼動悸（心悸亢進を含む）、▼頭痛（頭が重い感じなども含む）、▼排尿障害（前立腺肥大症に伴う）、▼貧血（赤血球減少などを含む）、▼低血圧（血圧降下などを含む）……。

降圧剤の副作用は、まだまだある。

心臓病から低血糖症の異常行動、暴力へ

■その他の副作用

(一) 過敏症：▼発疹、▼そう痒（痒み）

――これは身体が毒物である降圧剤を皮膚から排泄しようとしているのだろう。さらに一種の薬剤アレルギーを起こしていると考えられる。

(二) 精神神経系：▼倦怠感、▼脱力感、▼発汗、▼不眠、▼冷感（冷え性）、▼肩凝り、▼眠気、▼口渇（口の渇き）、▼しびれ

――倦怠感などは血圧低下によるものだろう。冷感（冷え性）、肩凝り、しびれなどは血行障害によるものと思える。

――降圧剤は、循環器系、肝臓、腎臓さらに消化器や泌尿器なので深刻なダメージを与える。とりわけ不整脈や心臓マヒ、頻脈などは恐ろしい。降圧剤が深刻な心臓病をひき起こす。知っている患者が、どれだけいるだろう。これだけ身体をボロボロに痛めてまで、律義に降圧剤を毎日服用する必要はまったくない。

(三) 循環器：▼浮腫、▼不整脈（期外収縮、心房細動など）、▼胸痛、▼頻脈

――降圧剤で、心臓がアブナイ。心房細動は即、心臓マヒから死に至る。

(四) 肝臓：▼ＡＳＴ（ＧＯＴ）上昇など異常値多発。

――つまり肝機能悪化を示す数値が、のきなみ上昇（悪化）する。

(五) 消化器：▼腹痛、▼下痢、▼便秘、▼悪心、▼嘔吐、▼食欲不振、▼消化不良

――これらは体内に〝毒素〟が入ったときの、消化器系の正常な反応である。降圧剤が毒物

なのだから、当然だ。

（六）泌尿器：▼頻尿、▼尿失禁

——悩む中高年は多い。その原因は、毎日飲んでいる降圧剤の副作用の可能性が大きい。

（七）腎臓：▼BUN上昇など肝機能障害と同じ。数値が上昇、腎機能がやられている。

（八）その他：▼ほてり、▼鼻閉（鼻づまり）、▼息切れ、▼目の違和感、▼インポテンツ（性的不能）、▼抵抗核抗体の陽性、▼羞明（まぶしさ）……。

以上、ザッと数えても五〇症例以上の副作用が警告されている。化学物質の〝毒〟作用で血圧を強引に下げることが、いかに危険か。「添付文書」は、この毒物の正体を余すところなく明らかにしている。

血圧を下げる——それは、難しいことではない。動物食をやめ穀菜食にするだけで正常値に下がる。ベジタリアンに、高血圧は一人もいないはずです。

❸ 筋肉が溶ける！　コレステロール降下剤の恐ろしさ

世界一位、売上げ一兆五〇〇〇万円……！

世界医薬品の売上げトップはコレステロール降下剤である。

たった一種の医薬品で、その総売上げは一年間で約一兆五〇〇〇万円……！

そこまで現代人のコレステロール汚染は進んでいるのか？　ふつうの人ならそう思ってしまう。しかし、そもそもコレステロールは薬で下げてよいものか？　専門医は「薬でコレステロール値を下げるのは、極めて危険」と警鐘を鳴らす。薬自体が毒物であり、その〝毒〟作用で強引に下げたら、予想を超える副作用が患者を襲う。

名著『免疫革命』で知られる安保徹博士（前出）は「使ってはダメ！」と断言する。

「スタチンなど日本人が開発した最高の薬だというけどね、コレステロールは細胞膜や性ホルモン、副腎皮質ホルモンなどの材料。それを一生懸命に作ろうとしている体なのに、勝手に下げると大変なことになります」

筋肉が溶け車椅子生活になった青年

安保博士は一人の若い男性の悲劇をあげる。

福田実さん。彼は『私は薬で殺される』（幻冬舎）、『至誠通天』（花伝社）という告発本を書いている。博士は憤慨する。

「彼は働き盛りのトップセールスマンだった。夜更かししても平気なスポーツ好き青年。それを支えるためコレステロールは当然高くなるわけ。それが会社の健診で引っ掛かった。病院に行かされコレステロール降下剤をやられた。運動して疲れているのにコレステロールを下げられ、横紋筋融解症で車椅子生活になってしまった……」

元気溌剌（はつらつ）な青年が、強制健診と薬害の犠牲者になってしまった。彼は裁判で争っているが、健康だった日々は戻らない。

安保博士は、コレステロール降下剤は寝たきり老人の元凶ともいう。

「老人だから寝たきりと思うがそうじゃない。コレステロール降下剤で横紋筋融解症になっている。脱力感に襲われ筋肉が衰える。さらに血圧降下剤で、血流障害で痛め付けている。だから、年寄りにやたら病人が多いんです」

体力落ちて会社を休み、ガンも激増

代替療法を推進するセントクリニック院長、菅野喜敬医師も警鐘を鳴らす。

「コレステロール降下剤を投与された会社員は、皆、元気がなくなって会社を休んでいる」、「ほっとけば、元気なものを、下げてみんな病人にしている」と愚行に呆れ果てる。降下剤をやめるよう指導すると、その後すぐに「ワーッ！　体力回復しました」と全員喜ぶという。

菅野医師によれば、コレステロール降下剤を投薬すると「免疫力が落ちて、ガン発症率が凄く上がる」という。「風邪もひきやすくなり、ちょっとした感染症にも弱くなる……だけど、それが〝国策〟なんだから仕方ない」と苦笑。メタボ健診以前に、すでに〝病人〟大量生産の国家的陰謀は着々と進んできたのだ。

コレステロール降下剤は「血圧降下剤より、もっと怖い」と警告するのは大沼四郎博士（自然医学総合研究所、所長）。

大沼博士によれば「コレステロール数値を下げたら、それは血栓になるのです」と説明。「ただ血液中に浮遊物がなくなっただけ。数値が下がっても、それは血管内壁に付着していく。そういうごまかしです」。

化学物質で生命体が治るわけない

つまり血中に溶けていたコレステロールが、固形物となって血栓になる。

こちらのほうが怖い。それが毛細血管に詰まり障害が増えていく。肝臓、腎臓の中で毛細血管の多いところに溜まっていく。だから、副作用は決まって肝臓、腎臓に出る。さらに肺臓などにも出る。さらに血行障害で目、皮膚にも出る。局所壊死からガンもできる。

薬物の〝毒性〟作用でコレステロール値を下げることは、最後にガンを養うのだ。

「結局、血液を殺しているからです」と大沼博士は断罪する。さらに、彼は「なるべく病院に行かないほうがいい」と断言した。「早く死にたい人は行けばいい」と明快。

名古屋のなごやかクリニック院長の岡田良恒医師は「コレステロール降下剤は、第一三共の『メバロチン』（後出）が儲けている」と告発。「化学物質で生命体が治るわけない」と首を振る。これらの良心的医師たちは、口を揃えて、日本人のクスリ信仰の愚かさを嘆く。

奇形、腎不全、ガン……見よ！　副作用群

では、どれだけコレステロール降下剤が怖いか、日本でベストセラーの薬を裸にしてみよう。「メバロチン」（第一三共）の「医薬品添付文書」の一読をおすすめしたい。これはインターネットで検索可能。「使用上注意」で「妊婦は厳禁」に驚く。

動物実験で▼骨格奇形、▼胎仔数減少（流産）、▼先天性奇形が確認されている。だから妊娠する可能性のある女性も禁忌。つまり、結婚している普通の女性なら、すべて対象となる。「禁忌」の使用上の注意は守られているのか？　肝臓、腎臓に障害のある人は「慎重投与」。大沼氏が警告するように肝臓、腎臓障害を悪化させる恐れがあるからだ。高齢者も「慎重投与」。それは、恐ろしい副作用、▼横紋筋融解症を引き起こす恐れがあるからだ。

しかし、現実にバンバン投与されている。だから、安保博士が嘆く寝たきり老人が増えているのだ。これは、文字通り「筋肉がドロドロに溶けていく」というから戦慄する。その初期症

状は▼脱力感、▼筋肉痛……。

「筋肉が溶けている」のだから当然だろう。これにともなって、▼急性腎不全、▼重篤腎障害をひき起こす。とけた筋肉成分が腎臓血管などを詰まらせるのだ。〝重篤〟とは「死亡の恐れがある」ということだ。同様に▼肝障害も起こる。「添付書」には「頻度不明」とある。つまり、相当の発生率と覚悟したほうがいい。あまりに被害が多いので、製薬メーカーも表に出せないのだろう。

▼血小板減少。これも「頻度不明」。血小板は血液を凝固して出血などを止める。減少すれば▼紫斑、▼皮下出血（あざ）などが起こる。もっと怖いのが臓器内出血による▼多臓器不全。これは確実に死亡する。

——その他の副作用。▼脱毛、▼光過敏症、▼発疹、▼じんましんなどの皮膚症状。さらに▼吐き気、▼おう吐、▼便秘、▼下痢、▼腹痛……などの消化器異常。これらもコレステロール降下剤という〝毒〟が体内に入ったために起こる当然の反応。▼めまい、▼頭痛、▼不眠……などの神経症状も、身体が〝毒〟が入ったことを脳に知らせているのだろう。さらに▼耳鳴り、▼関節痛、▼味覚異常、▼浮腫、▼しびれ……などなど。「添付文書」の終わりには「ラット実験で▼肝臓ガンを確認」（米国スクイブ研究所）。「▼脳出血を確認」（三共研究所）とあり、ゾッとする。

医者の指示、処方で、コレステロール降下剤を〝愛用〟している人は、日常生活に、これらの症状を感じても、まさか降下剤が原因の〝薬害〟だとは夢にも思わない。

それどころか、あなたの主治医も、これら副作用のことをまったく知らないはずだ。

なぜなら「ほとんどの医者は、忙しくて『医薬品添付文書』など読んでいない」からです。

薬害防止マニュアルを、医者は誰も読まない。薬害の悲劇が終わらないのも当然です。

④飲むな！　血糖降下剤――死亡したり、暴力振るったり

メタボ健診の〝陰謀〟の先に、病院であなたを待ち構えるのは薬漬け地獄です。

高血圧、高脂血、高血糖……と診断されたら、まちがいなく、あなたは降圧剤、コレステロール低下薬、血糖降下剤をトリプル投与される。これら三悪人のトリ、血糖降下剤を裸にしよう。

「食べ過ぎ」、「休み過ぎ」が二大原因

糖尿病は尿に糖が出る病気です。主な原因は、すい臓から分泌される血糖値を下げるホルモン、インスリンの不足である。血中糖度が上がり、尿中にまであふれだす。糖尿病で怖いのは血糖値が上がって「ドロドロ〝砂糖水〟になり全身の血管に詰まる」こと。臓器は壊死し、目がやられれば失明、腎臓がやられれば人工透析、足などの血管なら腐って壊疽となる。あとは切断の悲劇が待つ。糖尿病の合併症は、このように〝血管が詰まる〟ことで起こるのです。

血糖値が上昇する最大理由は言うまでもなく〝食べ過ぎ〟。だから、古来、糖尿病は「帝王の病」と呼ばれてきた。糖尿病は一種の贅沢病なのです。

また、糖尿病は運動不足からも起こる。この場合、痩せていても糖尿病になる。

「運動をしないで筋肉を使わないと、糖尿病になる」、「運動をしないで食べ過ぎていると、肥

満の症状をともなって糖尿病になるケースが多い」と大櫛陽一教授（東海大学医学部）は指摘する（『メタボの罠』角川ＣＣＳ新書）。

「食べ過ぎ」、「休み過ぎ」……これが糖尿病の二大原因。つまり腹六分にして、体を動かす生活習慣を身につけておけば、糖尿病にはならない。

「肉好き」の糖尿病死亡率は三・八倍

さらに無視できないのは動物性食品（アニマルフード）です。

具体的にいえば肉食、牛乳、酪農製品、卵など。肉を毎日のように食べる肉食主義者と菜食主義者（ベジタリアン）の糖尿病による死亡率を追跡調査した国際的な研究がある。その結果、肉好きの糖尿病死亡率は、ベジタリアンの三・八倍にもたっしていた。

「糖尿病にクスリはいらない」と断言する医師も多い。

「血糖値は自然療法で下がります」と明言するのは萱野喜敬医師（セントクリニック院長）。彼は食事療法さらに「断食療法だけでも下がる」という。「わたしは断食療法でインスリン二〇～三〇単位の患者を、全部完治させています」と胸を張る。「自覚症状がなくなり、血糖値が正常化し、インスリン分泌も正常化する」。ところが「医学界では糖尿病は〝治らない〟ことになっている。だから『糖尿病が治りました』というと教授から叱られる」と苦笑い。医学界とは摩訶不思議な世界だ。「だから、血糖値を〝コントロール〟している、というんです」。

彼も医学界の石頭ぶりに呆れ果てている。

断食は万病を治し、若返りの秘法

「断食は、他の療法と比べても奇跡と思われるほど効果があります」と彼は強調する。

「食べないと、全ての病気が治る！　細胞を飢餓状態にすると、細胞内の老廃物は全部出ちゃう、生命力は活性化する、だから治る！　断食は若返りの秘法です」

わたしが二〇代に学んだヨガも、断食は、あらゆる治療法に勝る妙法——とあった。

現代医学者でもある菅野医師から絶賛の言葉を聞き、嬉しくもあり、頼もしさも感じた。

彼は言う。

「他の自然界の動物を見ても、病気や感染、怪我などのとき、ジッとして皆、断食で治している。人間も病気をすると食欲が落ちる。あれは『食べないと治る』からです」

あまりに単純な真理です。しかし、野生動物やイヌ、ネコに分かることが、万物の霊長である人間サマは理解できない。エライお医者の先生ほど「食べろ」とすすめる。

糖尿病治療の専門医でも、例外なく患者に「三食キチンと食べなさい」と指導する。

これで「糖尿病は治らない」と嘆く。もはや、喜劇というしかない。

〝毒〟で血糖値が下がる反応を利用

「三食きっちり食べて、血糖降下剤を飲みなさい」――これが、現代医学の一般的な糖尿病治療なのです。

「アクセル踏んで、ブレーキ踏め」と言っているにひとしい。クレイジーそのもの。しかし、大学で嘘の知識を頭に詰め込まれた石頭の医師たちは、その狂気にまったく気づかない。

血糖降下剤も、化学薬品の〝毒〟によって血糖値が下がる反応を利用したにすぎない。

①**血糖値降下剤**：すい臓を刺激しインスリン分泌を促進する。すい臓の疲弊が糖尿病の原因。それを〝毒〟刺激でムチ打つ。食い過ぎている限り血糖値は元どおりになる。「服用グループのほうが長生きした」というデータすらない。

②**血糖吸収抑制剤**：小腸の糖分吸収を抑える。「ゆっくり消化吸収をさせ、食べ過ぎなかったようにさせる。『どうぞ暴飲暴食をしてください』というふざけたクスリ」と専門医も呆れる。

③**インスリン抵抗改善剤**：インスリンが十分出ているのに肥満・運動不足でインスリンを利用できないときに使う。「肝臓に強い副作用があり死亡例もある」とは怖い。

④**インスリン注射剤**：インスリンを注射で補う。食べ過ぎ、運動不足で起こる中高年のⅡ型糖尿病には不要。

酸血症で死ぬ！　低血糖症で異常行動……

大沼四郎博士（前出）は発ガンの危険も指摘する。

「血糖降下剤は、血液の糖が高くて脂肪分が多いときに、それらを固めるので間違いなく血栓ができる。目に詰まって網膜症。細胞壊死でガンや壊疽になる」

代表的な血糖降下剤「ジベトスＢ」（日医工）の副作用をみてみよう（「医薬品添付文書」より）。この薬剤は「筋肉でのブドウ糖の消費を促す。運動と似た作用でブドウ糖消費を促進。さらに腸管からのブドウ糖の吸収を抑制する」（商品説明）とある。

まず「劇薬」指定にビックリ。「劇薬」とは急性毒性が強いほか、常用量で副作用発現率が高い。重篤副作用を伴う――などの薬物が指定される。まぎれもない強烈〝毒薬〟。この事実をまずは念頭において欲しい（一日、二～三回、食後服用。一日投与量は一〇～一五ミリグラム）。まず使用上の注意で、**【警告】**――「▼重篤な乳酸アシドーシスあるいは▼重篤な低血糖症を起こすことがある」に愕然。この【警告】標記は「医薬品添付文書」でも「命に関わる重大副作用」で発せられる。それだけ死ぬ危険が高いことを覚悟すべし。

アシドーシスとは「酸血症」の意味。健康な人の血液は弱アルカリだ。それが酸性にかたよると最悪死亡することがある。

高齢者には厳禁、飲むと死ぬことも

▼禁忌：これは「投与厳禁」患者。そこに過度アルコール摂取者（酒飲み要注意！）、胃腸障害者（下痢、嘔吐など）、高齢者などが明記されている。彼らに投与すると「乳酸アシドーシスを起こしやすい」つまり「死にやすい」。それなら、医者は年寄りに「ジベトス」を投薬していないかというと、はなはだ疑わしい。なぜなら、そもそも医者のほとんどは、この「医薬品添付文書」を一切読んでいない。だから「高齢者に厳禁」という注意マニュアルも知らない。そもそも「添付文書」で厳禁とする「高齢者」とは、何歳からを指すのか明記もない。まさにアバウト。これでは薬害禍が尽きるはずもない。

その他、副作用は――▼悪心、▼嘔吐、▼腹痛、▼下痢など胃腸障害。さらに▼不安感、▼動悸、▼顔面蒼白、▼頻脈、▼発汗、▼振戦（ふるえ）などの低血糖症。……もっとも注意すべきは▼精神異常行動。〝怒りのホルモン〟アドレナリン分泌が促進され、ムカつき、キレル。衝動暴力、犯罪などに走る。現在の異常犯罪多発の影に、血糖降下剤の乱用が潜んでいるのかもしれません。

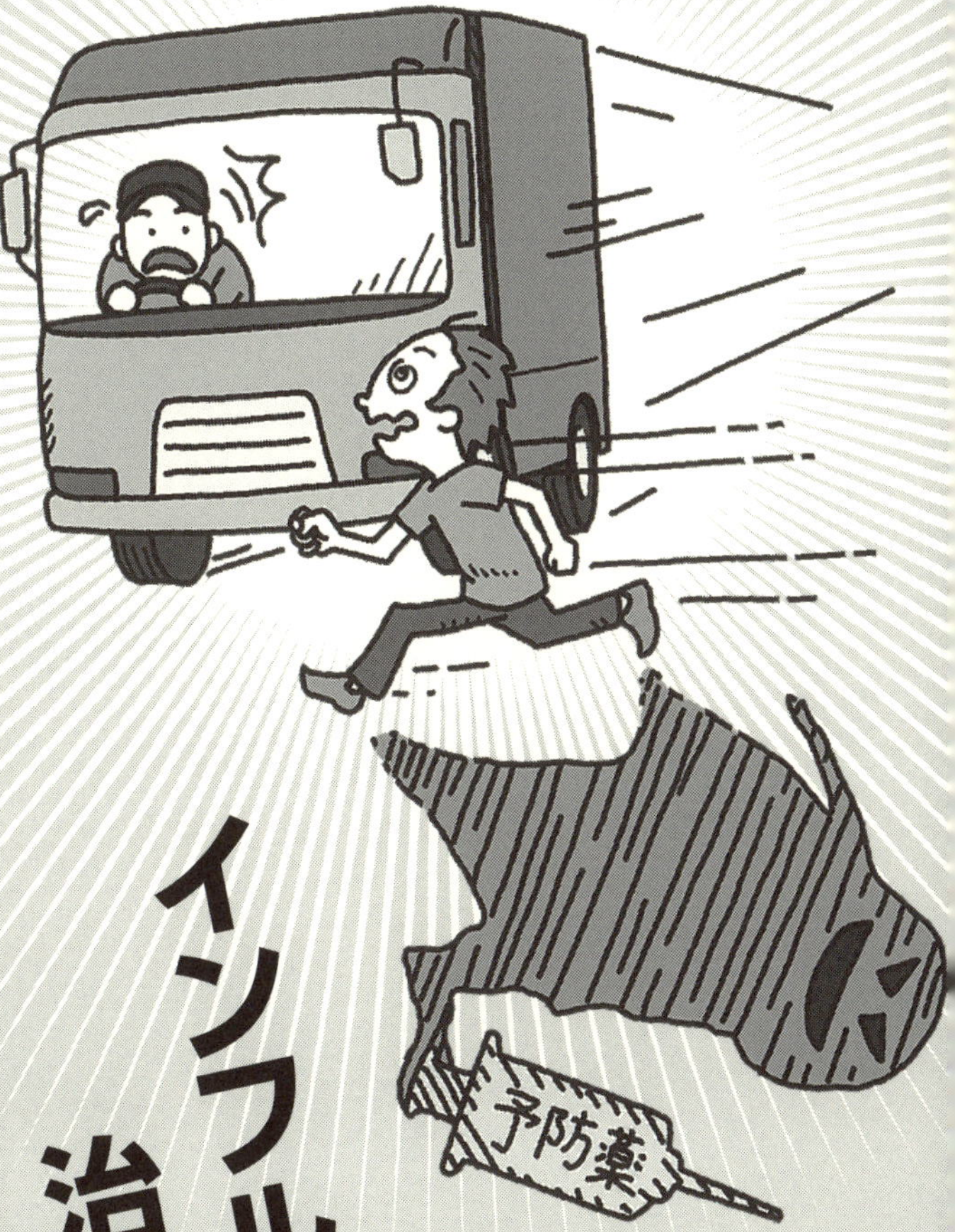

7 インフルエンザ治療薬で、わが子が自殺……

❶ インフルエンザ治療薬〃タミフル〃で自殺続出の怪

笑いながらトラックに飛び込んだ

「笑顔でガードレールを乗り越えてトラックに飛び込んだ……」

なんとも異様な自殺の状況です。

二〇〇四年二月、岐阜県の男子高校生（一七歳）が家族の留守中に裸足で家を出た。雪の中、塀を越えて、さらに三メートル下の線路に飛び降り、線路を越えて国道のガードレールを乗り越え、トラックに跳ねられ即死。

彼はインフルエンザと診断され、自宅で一錠の錠剤を飲んだ直後の異常行動でした。その薬剤名は〃タミフル〃……。

もう、ひとり。二〇〇五年二月、愛知県の男子中学生（一四歳）は、自宅マンション九階直下で血まみれの墜落死体で発見された。彼もインフルエンザと診断され〃タミフル〃を一錠服用。それから約二時間後の悲劇。九階、外階段に指紋を検出。警察は手摺（てすり）にぶら下がった後、転落したと断定した。

一六歳以下の異常死例が一二人も……

ＮＰＯ医薬ビジランスセンターの浜六郎理事長によれば、これら二件の自殺例を含め二〇〇五年末の時点で、〝タミフル〟服用後の異常死と薬剤の因果関係は濃厚という。

これら〝タミフル〟による異常死は二〇〇五年一一月一二日、津市で開催された日本小児感染症学会で発表され会場に衝撃が走った。

浜医師によれば〝タミフル〟服用直後、一六歳以下の異常死亡例が一二人にたっしている。突然死四人。心肺停止四人。

意識障害、肺炎、窒息死などが各四人。厚労省には服用した十代の女性が、窓から飛び降りようとして母親から止められた、間一髪の例も報告されている。

鳥インフルエンザ流行で脅す厚労省

この恐ろしい〝タミフル〟とは、いかなるクスリか……？

製薬業界では「新型インフルエンザ治療の切り札」と期待されているという。新型インフルエンザとして恐れられているのは、別名「鳥インフルエンザ」（Ｈ５Ｎ１型）。二〇〇五年末でアジア各国で計一三〇人の患者が確認され、うち六七人が死亡している。この鳥インフルエンザのヒトへの感染力は非常に弱く、無闇に恐れる必要はない。

しかし、ヒトに感染しやすいウィルスに変異した場合、ヒトには免疫力がなく致死率は非常に高くなると学者たちは警告している。しかし、一方でこのウィルスは人造ウィルスの可能性が大だ。はやくいえば生物兵器。その他、エイズ、サーズ、エボラの各ウィルスも同様と専門家は指摘している。遺伝子組み換え技術は、ミクロのモンスターの出現を可能にしたのだ。

税金、数百億円の投入は利益誘導だ!

〝人造〟インフルエンザの流行のあと待ち構えたように〝特効薬〟として〝タミフル〟が登場……。

日本政府は「最悪のケースに対応できるように、自治体や医療機関で二五〇〇万人分の〝タミフル〟を備蓄する」計画を発表。二〇〇六年度中には備蓄を完了し「数百億円の税金を投入する」という。やたらに話がおかしくなってきた。これは、インフルエンザ対策に名を借りた一部製薬利権へのロコツな利益誘導でしかない。

〝タミフル〟はスイスの大手製薬会社ロシュ社から中外製薬が輸入販売している。「A型、B型、いずれのタイプにも効く世界初の飲み薬」というふれこみ。すでに日本では二〇〇一年、健康保険が適用され、医療用医薬品として販売されている。

「インフルエンザを発症して二日以内に服用」という条件付き。すると熱がすぐ下がる、という。いわゆる解熱剤の一種なのだ。

〝タミフル〟の臨床効果とは「飲まなかった場合にくらべて、罹患期間や発熱期間を、わずか一日～一日半、短縮するのみ」にすぎない。

〝特効薬〟という証拠もない「特効薬」

「三〇年以上、医者をやっているがインフルエンザ脳症で亡くなった患者は一人もいない。それほど脳症や死亡ケースはまれ」と小児科医、山田真氏は証言する。（『週刊朝日』二〇〇五年一二月二日号）

ふつうインフルエンザにかかった場合、三～四日ほど寝込み、一週間程度で回復する。〝タミフル〟は、それが約一日短縮するだけ。

一方で、医師の間では――解熱剤の服用は副作用が怖い――というのも常識だ。

「副作用の危険を冒してまで熱を下げ、一日も早く幼稚園や学校に行く必要があるでしょうか？」と山田医師。さらに〝タミフル〟によって従来型インフルエンザによる脳症発生や死亡が減った――という証拠もない。

〝特効薬〟という証拠もない「特効薬」――それが〝タミフル〟なのだ。

それどころか、すでに〝タミフル〟が全く効かない「耐性ウィルス」出現も確認されている。インフルエンザと診断された〇～一三歳の子ども五〇人を調べたら、二割近い九人から耐性ウィルス検出（東大医科学研究所など）。二〇〇五年九月、香港の薬理学者が「鳥インフルエンザ感染患者のウィルスのなかに〝タミフル〟耐性をもったものが出現している」と警告。これは、「〝タミフル〟をインフルエンザ患者に日常的に多用している日本で、耐性ウィルスが広がっている」ことが原因というから皮肉というしかない。

世界市場の七～九割も！　日本は大得意

インフルエンザ予防効果もあいまいで、逆に耐性ウィルスを増加させている。それが〝タミフル〟の正体だ。それなのに日本での「普及率」は異常のひとことにつきる。

なんと世界の〝タミフル〟消費量の七割以上を日本一国で消費している。とりわけインフルエンザ流行時には九割以上。日本は〝タミフル〟の大のお得意さんなのだ。

また効果も判明していないクスリに、厚労省が数百億円もの税金投入をはやばやと決定し、実行に移したのも異例中の異例だ。

この日本政府の異様な〝タミフル〟厚遇の理由が判明した。同薬を開発したのはアメリカのギリアド・サイエンシズ社。同社は日本市場の爆発的な売上げを受けて株価も高騰。そこで意外な名前が飛び出してきた。その名は、イラク戦争を強硬に推進したラムズフェルド国防長官。彼はギリアド社の元会長で、巨大株主である。

同社の株高騰で、ラムズフェルドの個人資産は爆発的に膨らんだ「日本はこんなところでも米政府を支援している」（『週刊朝日』前出）。

小泉政権の奴隷的なアメリカ追随は、これほどまでに根が深かったのです……。

❷ 効かない、怖い！ ワクチンで死亡事故

マスコミ扇動とタミフル被害

新型インフルエンザが流行すると六〇万人以上が死ぬ……。

インフルエンザの恐怖がマスコミで連日煽られた。だから、ほとんどの人々は政府の対策にしびれを切らしていた。「早く治療薬を！」、「ワクチン備蓄を急げ！」。しかし、この騒動は政治的に捏造された疑いが極めて強い。

インフルエンザ騒動では、医療利権がおおいに潤う。まず、その疑惑の筆頭に上がるのがタミフル。これまで警告してきたように、投薬を受けた青少年らに自殺などの異常行動が多発。政府は慌てて未成年への投与を見合わせるよう勧告した。タミフルは脳の発熱中枢を麻痺させて熱を下げる。いわば覚せい剤のようなもの。そのため脳の他の部位も影響を受け、幻覚や異常行動が発症する。つまりタミフルは神経毒の一種。はやくいえば、インフルエンザ患者に〝覚せい剤〟を打つようなもの。インフルエンザの治療は安静がいちばん、と専門医も断言する。するとウィルスに対する免疫抗体が体内に生成され一週間足らずで快癒するのです。

日本で九割消費の疑惑と小泉政権

タミフルへの政治疑惑だが、前節で述べたように、開発した製薬会社の元会長で大株主が、なんとイラク戦争を指揮したラムズフェルド元国防長官。そして、日本でのタミフル導入、備蓄が決定されたのは、ときの小泉首相が訪米してブッシュらと首脳会談をした直後。なんという奇妙な符合だろう。小泉政権は「最悪ケースにそなえて、自治体などで二五〇〇万人分のタミフルを備蓄する」壮大な計画を公表。二〇〇六年度中に備蓄完了。数百億円の税金が投入された。

耳を疑うのは、世界のタミフル消費量の九割は日本である……という驚愕の事実。ほんとうにタミフルがインフルエンザに効果があるのなら欧米をはじめ世界各国に広まっているはず。それが肝心のアメリカでは普及せず、日本に世界の九割も集中しているのは、極めて異常……というより、ラムズフェルトに小泉首相が、なんらかの〝弱み〟を握られていたとしか、考えられない。このように医療利権の背景には、ドス黒い政治力が働くのです。

「どれだけ効くか分からない」

つづく、黒いインフルエンザ利権がワクチンである。

マスコミは「備蓄を急げ！」の大合唱。ところが「ワクチンは、どれだけ効くか分からない」と信じられない証言をするのは、当の政府責任者。新型ワクチンの効能審査を行った医薬品医療機器総合機構の鹿野真弓部長のコメントは聞き逃せない。

ワクチンは、ウィルスを無毒化して注射する。すると、血中にウィルス感染に対する「抗体」ができる。これで、本物のウィルスが侵入してきたとき撃退できる……という仕組み。しかし、ここに大きな落とし穴がある。ウィルスの型（タイプ）が異なると、まったく効かない。ところがインフルエンザに限らず、地球上に存在するウィルスは、絶えず変異を繰り返している。そもそもインフルエンザ・ウィルスは無数にあり、各々が繰り返し変化している。ある特定ウィルスを原料にワクチンを製造しても、偶然、目的タイプのウィルスに当たる確率は極めて低い。

というより、闇夜で一羽のカラスを狙って鉄砲を撃つにひとしい。さらに、偶然、型が同じウィルスに当たっても、感染を防げるという保障もない。

つまり、ないないづくし。よって、対策責任者ですら「効くかどうか分からない」と正直に告白するしかない。

鳥型流行の確率はゼロにひとしい

政府が〝水際作戦〟として、国民に接種するのは「プレパンデミック（流行前）ワクチン」。つまり、流行前に「多分、このウィルスが流行るだろう」と〝予測〟して、ワクチンを大量製造しておき、流行前に国民に接種する。しかし、これは当たるも八卦、当たらぬも八卦……よりも、頼りないハナシ。

その対象とされているのが鳥インフルエンザ。これは新型インフルエンザへの変異が懸念されている。よって新型インフルエンザ・ワクチンも、鳥インフルエンザ・ウィルスから製造している。しかし、地球上のインフルエンザのウィルスは、この鳥インフルエンザに限らない。何千、何万という種類のインフルエンザ・ウィルスが存在し、さらに、DNA（遺伝子）をめまぐるしく変化させ、別のウィルスに変身している。この鳥インフルエンザが確実に流行するという保証はどこにもない。その確率は何万分の一といってよい。他のウィルスが流行する確率のほうがはるかに高い。なのに、鳥インフルエンザのみに大騒ぎする世相は、まさに、政治的な意図による情報操作によるものでしかない。

その証拠に、鳥型ワクチンは、すでに国の承認審査まで通過している。なんという手際のよさ……！　承認を行った責任者が「効くかどうか分からない」と証言しているのだ。この審査じたいがペテンではないか。

タミフルと同様に、なんらかの政治力が働いたことは一〇〇％間違いない。

製薬メジャーによる世論操作

さらに、責任者である先の鹿野部長は驚くべき内部告発をする。

「日本のワクチンは、国際的評価基準も満たしていない」、「独自基準で承認したが予防効果との関連は未知数」。つまり「まったく効果無し」とハッキリ告白している。

さらに、つぎのホンネももらす。「……現時点では、少しでも期待できるのは、これだけ。まず何か出さないといけない」（以上『日経新聞』二〇〇八年六月二二日）。

つまり、効果はまったく無いにひとしいが「何かアリバイ的にやっておかないと、格好がつかない」と正直に述べている。インフルエンザ・ワクチンとは、こんなオソマツきわまりないシロモノ。なのに「わが子に打って欲しい」と懇願する親が殺到しているという。まさに、大衆扇動ほどおそろしいものはない。

これは、抗ガン剤の悪魔的犯罪と軌を一にする。製薬メジャーはマスコミ、政界をカネで牛耳っているので、世論操作など自由自在なのです。

重大副作用で死亡事故まで

敢然と告発しているのは自由な立場の市民しかいない。

すでに『インフルエンザワクチンは打たないで！』（母里啓子著、双葉社）という警告本も出ている。そこで明言している。「インフルエンザ・ワクチンは効きません」、「関係者には常識です」

さらに以下の告発に耳を傾けよう。
①日本で接種が始まった当初から「効かない」ということが関係者には分かっていた。

②「効果がない」ので一九九四年には小中学生への接種も中止されてしまった。
③「効かない」のは厚労省も分かっています。「流行対策がない」との批判を避けたいだけ。
④インフルエンザ・ワクチンは血液中にしか抗体を作れず、のどや鼻には抗体ができない。

さらに、ワクチンの重大副作用で死亡事故まで起こっている。「効果より、リスクのほうが高い。国民全員に打つべきではない」と専門家も警鐘を慣らす。

なんと、流行前に希望者全員にワクチンを打つのは世界でも日本だけ。「効果がない」のに「副作用は確実」。そんな、ワクチンに国民はわれ先にと殺到している……。洗脳の恐ろしさ、きわまれり。

❸ インフルエンザ・ワクチンで急死した！

接種後、急死した中三男子生徒

インフルエンザ・ワクチン接種による犠牲者は、すでに多発している。

接種後、容態が急変して亡くなった……。そんな、わが子の悲運を嘆くのは、埼玉県浦和市（現・さいたま市）の岡田さん夫妻。一九八六年、当時、中学三年生だった息子の誠君は、学校でのインフルエンザ・ワクチン集団接種のあと急死した。

そのころは年二回のインフルエンザ予防接種は全国の小中学校では年中行事となっていた。厚生省（現・厚生労働省）や御用学者は「接種率をあげれば流行阻止できる」と、自治体、学校、医師会にハッパをかけた。誠君が通う大原中学校でも一一月、一二月と二回の接種が行われた。

その年、浦和市の接種率は六九％。一方、近隣の与野市（現・さいたま市）は、三五％大宮市（現・さいたま市）はわずか四％という低さ……。その背景には、一九七九年に与野市の高校三年生と大宮市の小学三年生が接種後に急性脳症となり、後遺症が残ったという悲劇がある。

浦和市ではクラス全員に接種を強制するため、「受けたくない」と言った生徒を殴った教師までいたという。「接種率をあげろ！」という至上命令が教育現場を異様に支配していたことがうかがえます。

「頭痛」の問診票も無視された

その理由として、「三年生は受験を控えているので、インフルエンザが重くならないように」と重点的に接種指導が行われていたという。そして、接種会場では、一分間に四人という猛スピードで注射された。誠君は事前に体調不良で「頭痛がある」と問診票で答えていたにもかかわらず医師チェック欄は「可」とされ、つぎからつぎの列に並ばされた。二回目の注射直後、頭痛を訴え、三日目に発熱。四日目、高熱となり、五日目には三九度台に……。九日目に容体は急変、「目がみえない」と言い残して急死した。医師の診断による死因は肺炎とされた。

父親はインフルエンザ予防接種との因果関係を疑い、大学病院で病理解剖を依頼した。病院側は、死因を「原因不明の心筋炎」と伝えてきた。インフルエンザ・ワクチンとの因果関係には一言も触れられていなかった。両親は、最愛のわが子の死因の究明に東奔西走したが、不明のまま時間ばかりが過ぎていった。

要らない！　効かない！　あぶない！

そして、事態は急変した。実はインフルエンザ・ワクチン接種禍の犠牲者は、全国に多発していた。そのような被害者たちが手を結んで市民グループ「インフルエンザ全国ネットワーク」が結成されていた。合い言葉は〝要らない！　効かない！　あぶない！〟。

彼らは接種の危険性を訴え、全国にボイコットをアピールしていた。

メンバーが、ときの厚生省につめかけ「予防接種中止」を求める交渉中に、厚生省側のだれかが、次のように一言もらした。

「埼玉かどこかで死亡例があります……」

市民グループ側は、所在地、氏名などを追及したが、それには役人は答えなかった。

この交渉を取材したマスコミは、すぐに死亡事故の所在地と氏名をつかんだ。

それが岡田誠君の悲劇だった。両親は、密かに埼玉県から厚生省に息子の死が「ワクチンによるもの」という報告書が届いていたことを、はじめて知った。

また、接種被害者への救済制度、保証金制度があることも記者から聞かされた。各紙、マスコミは、誠君の悲劇を大々的に報じた。

悪質な隠蔽工作がばれた！

また浦和市議会では質問が行われた。それは、①県から厚生省に事故報告書が届いている、②浦和市は県にどのような報告書を出したのか？　③両親にワクチン禍被害と知らせなかったのはなぜか？　④補償金制度、事故調査制度のあることを隠したのはなぜか？

さらに、岡田君の死後二日目に、大原中学校から市教育長あてに出された「生徒死亡報告書」も、インフルエンザ予防接種に関する記述部分が後にこっそり削除されていた。つまり、当初から、学校、教育委員会、市当局をまきこんだ組織的な〝隠蔽工作〟が行われていたのである。

『埼玉新聞』(一九八八年三月一一日)は社会面トップで、「予防接種との因果関係削除、市教委が校長に指示」と、その悪質な隠蔽工作をすっぱぬいた。

このようなワクチン禍の組織的な隠蔽工作が日常化していたことは、間違いない。岡田君の悲劇が明るみに出てきたのは厚生省役人の〝不用意な〟一言からだった。

それがなければ、永遠に闇に葬られていたはずです。

メーカー理事が調査委員会を支配

このインフルエンザ・ワクチン接種の悲劇を著書『さらば、かぜ薬』(三一新書)で告発した歯科医、臼田篤伸氏は、接種被害をもみ消す黒い癒着構造をえぐりだす。

「……各自治体は、調査委員会を設けて予防接種との因果関係を調べて厚生省に報告するが、関西方面では、この委員会には阪大医学部の人が入っていることが多いという。(ワクチンの)メーカーと関係の深い人が大学の先生の顔をして、この委員会を取り仕切っているから、その段階で『因果関係なし』の結論に持っていく場合が多いのが現実のようだ」

その証拠としてMMRワクチンの製造元「阪大微研」理事で阪大名誉教授の奥野良臣氏が、

このワクチンによる死亡事故が起きた二つの被害例の調査委員会に委員として参加している。この豊中市と高槻市で続発したワクチン禍悲劇にたいして、彼は「因果関係なし」の報告書を作成、厚生省に提出し報告どおり「非認定」とされた。

メーカー理事が、犠牲者の「因果関係」調査委員会メンバーなのだ。悪い冗談ではすまない。ちゃんとワクチン被害の〝もみ消し〟システムを、彼らは確立しているのです。

「予防接種王国」の裏に七三一部隊

臼田医師は、これら悪魔的な隠蔽システムの背景には七三一部隊の影がある、と指摘する。
「……このように体質は、戦後の予防接種行政の歩んだ道を振り返ると、より鮮明となる。とくに、朝鮮動乱に代表される冷戦構造の到来を契機に、ＧＨＱは森村誠一著『悪魔の飽食』で知られる旧陸軍七三一部隊関係の医学者らに注目し、彼らの戦争犯罪を免責するとともに、新たに設置した国立予防研究所などに配属し、予防接種の研究に従事させつつ、生物化学兵器の開発にも手を染めていた」（前著）
インフルエンザ予防接種の闇のルーツは七三一部隊にまでさかのぼるとは、背筋が寒くなる。
「……ワクチンの開発・製造・検定業務の中枢も彼らに委ねられていったため、日本は『予防接種王国』の異名をとるまでになり、個人の犠牲を顧みる視点に乏しい構造ができあがった」と臼田医師は断じる。

しかし、数千人もの中国人を、生きたまま〝丸太〟と称して、切り刻んだり、毒を飲ませたりして生体実験で虐殺した連中である。いわば、人の皮をかぶった悪魔と化した輩……。予防接種の犠牲者への配慮など、はじめから皆無なのも当然。犠牲者の存在も巧妙にもみ消すのも〝慣れた〟ことであった。

ワクチン禍は現代版〝悪魔の飽食〟

日本の予防接種利権に、旧七三一部隊の生き残りが関与してきたことは、次の事実からも明らかである。

「(ワクチンメーカー)『阪大微研』観音寺研究所は、戦後、阪大教授、谷口氏の指導の下、七三一部隊を多数使ってワクチンの研究・開発を始めたことで知られている。谷口氏は、戦前、七三一部隊の〝頭脳〟だった。陸軍軍医学校・防疫研究所の嘱託を務め、同研究室から研究員を派遣する見返りとして多額の研究費の配分を受けていた」(前著)

国民にもれなく接種する集団接種は、製薬メーカーにとって膨大な利権である。

そこで七三一部隊の残党が接種利権を掌握していたとは……!

まさにインフルエンザ・ワクチン騒動こそは〝悪魔の飽食〟の続編なのです。

8 おたくの水道水でガンになる

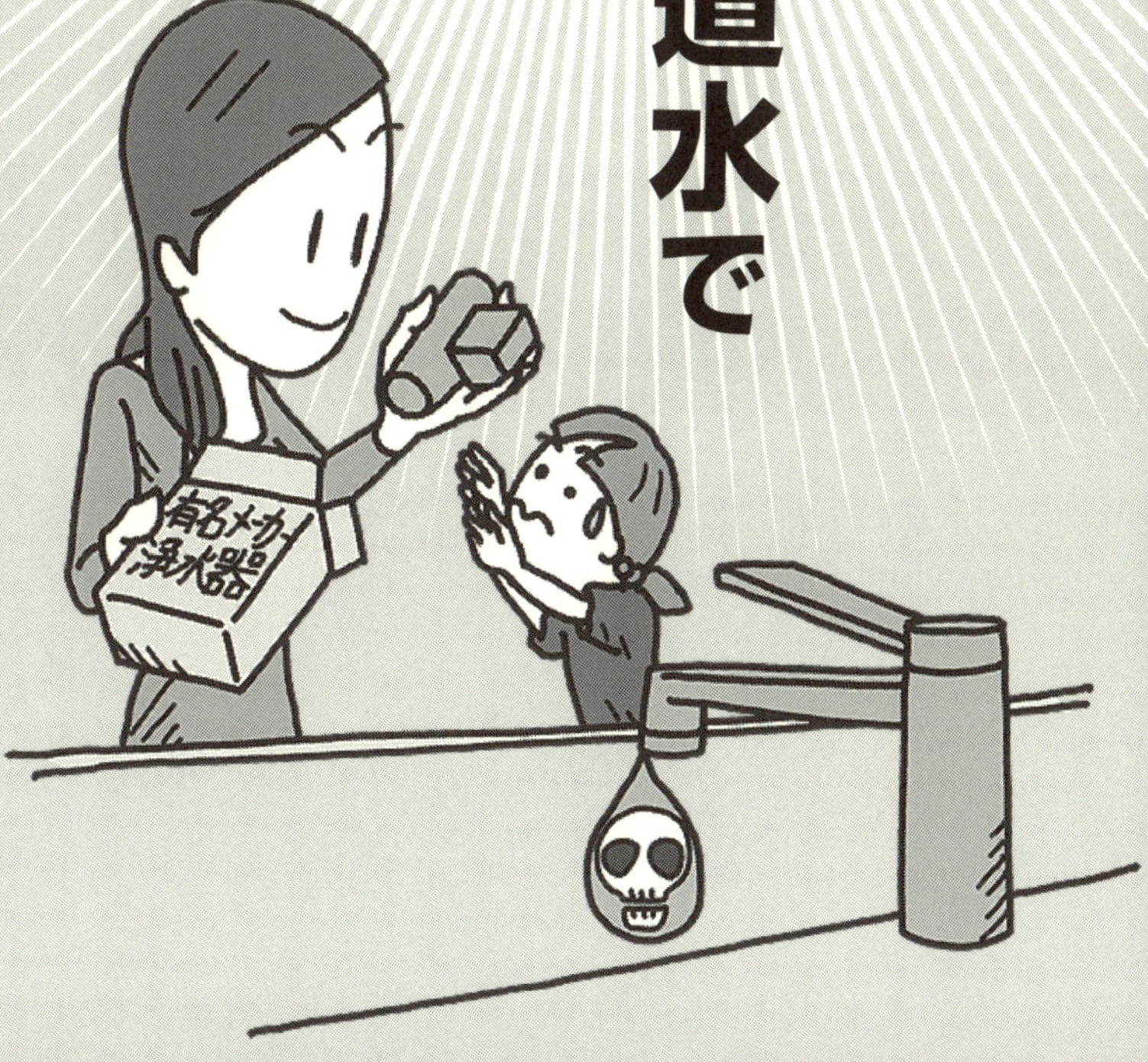

❶ 水道の水を飲むと発ガン率三倍に……！

男性三・六六倍、女性二・二三倍も発ガン

「水道の水を飲むとガンになる」

こういうと大抵の人はギョッとします。

なかには「どんな根拠があるんだい？」と食ってかかる方も……。水道水の発ガン性がはっきりしたのは、一九七〇年代のアメリカ。

ミシシッピ河下流の人たちと、湧水など自然水を飲んでいる人たちの健康比較で、おどろくほどの差が出たのです。ガン多発地域に住む人たちは河から採取した水道水に塩素殺菌処理をして日々飲んでいた。詳細を疫学報告で、消化器ガンと泌尿器ガンを比較すると、水道水を飲んでいた男性たちは三・六六倍、女性は二・二三倍もの高い率でガンを発症していた。これは水道水から体内に侵入した発ガン性物質が、これらの経路を通って器官や組織にガンを起こさせた、と考えられる。

しかし、男女平均して約三倍もの発ガン率――水道水にこれだけの発ガン性は衝撃。しかも、この調査は約四〇年前のもの。それ以降、水質汚染は確実に進んでいる。

わたしたちが日ごろ飲んでいる水道水の発ガン性は、さらに悪化していると見るべきでしょ

う。

汚染有機物と殺菌塩素が反応して生成……

これらの発ガン性は、塩素処理で発ガン物質が発生したためです。

そこで、問題とされたのは四種類のトリハロメタン（THM）。クロロホルムもその一種。日本でも一時期、トリハロメタンの恐怖が取り沙汰されました。水道水を煮沸すれば安全……ともいわれましたが、実は加熱することでトリハロメタン量が三倍、四倍……と急増し逆効果です。この発ガン物質の害を避けるには浄水器で漉して飲むしかありません。しかし、トレビーノやクリンスイなど、中空糸膜型の浄水器はトリハロメタンを完全除去できないだけでなく、殺菌用に有毒銀イオンを使用しているので、そちらの毒性も問題。さて、水道水の発がん性物質でトリハロメタンばかりが注目されてきましたが、恐怖の〝本命〟は他にありました。

「史上最強の変異原性物質」〝MX〟が！

それが、〝MX〟です。「史上最強の変異原性物質」と呼ばれ、研究者たちからも恐れられています。合成を委託しても、そのあまりの毒性に、製造拒否される……といわれ、その戦慄的毒性の凄まじさがわかります。発生メカニズムは、やはりトリハロメタンと同じ。水道水の塩素処理で、水中の汚染有機物質と化合して、生成されるのです。有毒な有機塩素化合物の一種で、これらの仲間は総称して〝ＴＯＸ〟と呼ばれています。

〝ＭＸ〟はフィンランドの研究者が、一九八六年、パルプ工場廃液から世界で初めて検出。それは検査した水の変異原性の最高五七％をも占めていた。怖がられているトリハロメタンは、実は水道水の変異原性の一％程度。〝ＭＸ〟はその数十倍の毒性を秘めているといえます。

恐るべき発ガン性、催奇形性、遺伝毒性

遺伝子を傷つける変異原性は、発ガン性、催奇形性、遺伝毒性と重なります。つまり水道水中の〝ＭＸ〟は確実にガン、催奇形、遺伝病などを引き起こす最大犯人。一般に変異原性物質を測定する方法として細菌コロニー（集団）を、どれだけ変異させるかで測定します。〝ＭＸ〟は、わずか一マイクログラムで約三万三〇〇〇もの突然変異コロニーを作り出し、研究者を愕然とさせました。すでに一九八九年、東京都の本郷の水道水中から三・八ｐｐｔ（ｐｐｔ：一兆分の一）、大阪、枚方で五・二ｐｐｔ検出。

一九九六年の時点で、すでに札幌、大阪、東京など全国一〇ヶ所の水道水のうち八ヶ所から〝ＭＸ〟を検出。検出率八割……。現在は、あらゆる水道水が〝ＭＸ〟汚染されている、と覚悟したほうがいい。

盲点はプールです。水道水の数十倍も〝ＭＸ〟汚染されていました。ゴクリ誤って飲んだだけで恐ろしいことに……。さらに〝ＴＯＸ〟汚染もはなはだしい。人体から出た汗、老廃物な

どの有機物がプール殺菌塩素と化合したのです。

そのまま飲むな！　すぐに浄水器を

〝MX〟は一〇〇℃で一五分加熱しても七五％しか熱分解されません。三〇分加熱でようやくゼロ。トリハロメタン同様、煮沸はおすすめできない。汲み置き水に木炭を入れておくと相当吸着するそうです。ベストは浄水器。それも活性炭、天然セラミックの従来タイプがおすすめ。大手メーカー商品の中空糸膜仕様は、殺菌用に有毒銀イオンを使用している。これはトリハロメタンに勝るとも劣らぬ有毒物質。トリハロメタンを除去して、有毒銀イオンを添加しているのですからコッケイかつ危険な商品です。

日本での浄水器普及率は、いまだ三分の一。つまり八〇〇〇万人もの日本人が発ガン率三倍の水道水を、日ごろ、何も知らずに飲んでいることになります。現在の水質基準も、これら突然変異原性による発ガン性はまったく無視。相変わらず大腸菌などの微生物の有無や、重金属の検出に偏っています。いまや、水道水に発ガン性があることは明らか。その発がん性の有無、強弱を判定する新しい水質基準の確立が急務です。

遺伝子切断率、TOX総量で規制せよ

発ガン性は、微生物コロニーの変異でほぼ測定できます（エームス法）。

これは簡便で確実な水質汚染検査です。それにより汚染物質の遺伝子の切断率なども計算でき、安全性の比較も可能なのです。

これまで述べたように、最も危険な水質汚染物質は、トリハロメタン、〝ＭＸ〟のような有機ハロゲン化合物（ＴＯＸ）なのです。それら物質には「抱水クロラーレ」（遺伝子に傷を与える）、「ジクロロ酢酸」（血中の糖分を増加させ代謝バランスを壊す。無精子症、眼の障害を引き起こす）、「トリクロロ酢酸」（免疫機能に影響。生体バランスを崩す）、……などなど。これらの猛毒物質は、皮肉なことに水道水を〝安全〟にするための塩素投入で水中の有機物質と反応して、生成されたものばかり。わざわざ、膨大な予算と施設で、発ガン水道水づくりをやってきたのが戦後の水道行政なのです。

これら、コッケイな失態を隠すために、政府は〝ＭＸ〟をはじめとするＴＯＸの存在を隠し続けてきたのでしょう。すぐに遺伝子切断率、あるいはＴＯＸ総量を基準にして規制すべきです。しかし水道法自体が大ザルで、いまだ発ガン性などノーチェックなのです。これでは国民の健康は守れません。

❷ あぶない大手メーカー浄水器！ 有害銀イオンが溶け出す

水道水で男性三・六六倍、女性二・二三倍も発ガン

水道水に発ガン性がある……。こう聞いたらたいていの人はわが耳を疑うでしょう。ところが、それは水質専門家の間では常識なのです。まさに、知らぬは消費者ばかりなり。水道水が発ガン性を持つのは、塩素殺菌のためです。

水道水の原水は河川水です。それを取水したのち浄水場では、その原水に有毒塩素を投入します。目的は、水中の微生物を殺すことです。この殺菌処理によって、水道水は病原菌とは無縁の〝安全〟な飲み水になるはず……でした。

しかし、さまざまなバクテリアやウィルスなどを死滅させても、思わぬ毒物が発生していた。それが塩素と有機物が化合して生成させる有機塩素化合物（ＴＯＸ）です。これらは、全て猛烈な毒性を持ち、ほとんど例外なく発ガン性があります。その中でももっとも有名なのがトリハロメタン（ＴＨＭ）。クロロホルムが代表格。四種類のトリハロメタンが塩素滅菌した水道水から検出されています。

これらの物質のため水道水には発ガン性がある。男性で三・六六倍。女性で二・二三倍。この数字は井戸水など天然水を飲んでいるグループと、塩素処理の水道水を飲んでいるグループ

を比較したときの消化器系と泌尿器系のガンの発生率の差。日本では、全ての水道水が塩素処理をしています。よって水道の水には、これだけ発ガンのおそれがあるとみたほうがよい。この疫学調査は約四〇年前に行われたもの。それでも、この大差……!

有機物汚染が悪化している地域では、さらに水道水の発ガンリスクは高いと思えます。

大手の「中空糸膜」式の落とし穴

よって、蛇口から直接、水を汲んで飲むのは、毎日、発ガン飲料を飲み続けているのと同じです。日常の暮らしに、少なくとも浄水器は不可欠です。

ところが日本における浄水器普及率は三軒に一軒。つまり日本人の三人に二人は、発ガン水道水を飲んでいることになります。

問題は、それだけではおさまりません。「よかった! 我が家は浄水器を使っているから」と安心したあなた。もしかしたら、お宅の浄水器は、大手メーカーの〝クリンスイ〟(三菱レイヨン)や〝トレビーノ〟(東レ)ではないですか? おそらく一〇人中八、九人は「そーよ」とうなずくでしょう。なぜなら、これらは日本の大手メーカーが発売しており、ほとんど浄水器市場を制覇しているからです。その仕組みは「中空糸膜」方式と呼ばれます。はやくいえばプラスチックにミクロの穴を開けて、細菌を除去するもの。開発されたのは一九八四年。開発者は三菱レイヨン。「中空糸膜」とはポリエチレンなどの化学繊維で作った、中が空洞になった糸状の壁面に〇・一ミクロンの無数の穴をあけたもの。このミクロの〝ザル〟で、大きさが〇・一ミクロン以上のバクテリアや細菌、赤サビ、濁り、不純物などを漉し取ろうというもの。

ここまで書くと、さすが日本の開発技術はたいしたものと感心してしまいます。

しかし、先端技術にも、思わぬ落とし穴が……。

「親水化剤」は有毒な合成界面剤？

まず、「中空糸膜」表面のミクロの穴は、あまりに小さすぎて水の分子すら通しにくい。

水分子は、通常、おびただしい数が連なって〝クラスター（塊）〟と呼ばれる分子集団を作っています。これらが「中空糸膜」のミクロの穴にひっかかってしまう。これをウォーターシール現象と呼びます。そこで、穴を〝滑りやすく〟してやらねばならない。メーカーが工夫開発したのが穴の壁面に「親水化剤」という薬剤を使用して水を通りやすくする方法。「親水化剤」は、まぎれもない化学薬剤。親水作用を持つことから合成界面活性剤ではないか、とみられます。しかし、不思議なことに東レや三菱レイヨンなどは〝企業秘密〟をたてに、成分名を一切明かしません。その物質名を極秘にするのは、それが毒性を有するからではないでしょうか？

わたしは、合成界面活性剤が使用されているとみています。これまで『合成洗剤はもういらない』『だからせっけんを使う』（三一新書）など、何冊もの合成洗剤告発の本を書いてきた。合成界面活性剤は、まぎれもない毒物。海外では環境ホルモン作用も指摘されている。

「じっさいに親水化剤の影響なのか、溜まった細菌が変性し毒素を出すことが指摘されている。無害であった大腸菌がO-157に変性するのと同じである」

この驚きの告発は『水道水にまつわる怪しい人々』（三五館）の著者、湯坐博子弁護士。彼女は、浄水器利権にうごめく東レや三菱レイヨンなど大手メーカーと、国民生活センター、さらには公正取引委員会からNHK、裁判所まで巻き込んだ、どす黒い〝陰謀〟を、本書で完膚なきまでに暴いています。大企業の〝政治力〟とは、かくも凄まじく恐ろしいものかと慄然とします。

トリハロメタンの一〇倍危険な「銀」

さらに湯坐弁護士は驚きの告発をしています。

「……殺菌剤として『銀』を添加するという、本末転倒の事態が起きている」

恐ろしいのは「親水化剤」だけではありませんでした。こちらの「銀」は、殺菌用なので、さらに怖い。「銀」に毒性がある——と聞いてもピンとこない人がほとんどでしょう。

恐ろしいのは銀イオンです。液体などにプラス帯電して溶出した銀イオンは、強い毒性を発揮します。その毒性は水銀イオンと同じほど強烈。だから細菌は死滅します。

浄水器に、水を長い間溜めたままにすると、細菌が繁殖します。よって銀添加の理由は、「銀イオンが溶け出す」ことを前提にしているのです。

このように「銀」には中毒の危険性があるため、欧米では使用が厳しく規制されています。たとえば、アメリカではトリハロメタン総量と同じ〇・一ppmが許容基準。つまり、発ガン性物質トリハロメタンと同等〝毒性アリ〟と断定された有毒物。さらにドイツでは、その一〇倍も厳しい〇・〇一ppmを規制値としています。トリハロメタンより一〇倍も有害と断定されている「銀」を、浄水器に添加する……！　ブラック・コメディのような話です。さらにWHO（世界保健機構）は「銀は本来、自然水中には存在しない」として「飲用規制」対象の項目からも除外されているほど。つまり「飲料水への混入は考えられない」ほどの有毒物質なのです。

昔ながらの活性炭、鉱石使用の浄水器を

「銀」の毒性については「高濃度でヒト繊維芽細胞に弱い染色体異常誘起性を起こす」という研究報告もあります。「銀」が体内に入ると「銀皮症」という病気になります。「それは銀の沈着により、皮膚が特殊な灰紫青色に変色する」奇病。

このような恐ろしい「銀」の毒性をメーカーは熟知しています。よって、商品説明には「銀」の使用について、一切、触れていません。トリハロメタン以上の毒性銀イオンが溶出す

ることを、ひたかくしにしています。

そもそも日本の浄水器メーカーが有毒「銀」使用という無益なことを行っている背景には、一般細菌と病原菌を混同している滑稽さがあります。ヒトの口の中にも数億という一般細菌が棲みついている。それと感染症を起こす病原菌を混同する愚劣な認識不足が招いた悲喜劇……。それが世界に例のない〝有害〟浄水器を生み出してしまいました。

よって大手メーカーの浄水器は買ってはいけない。昔ながらの活性炭、鉱石（セラミック）使用の機種をおすすめします。こちらは一〇〇％トリハロメタンなども除去してくれ、一〇年間はカートリッジ交換不要なのです！

❸ アオコ毒——水道水に潜む〝緑の毒〟で死者続出！

ブラジルの病院で五〇人以上が急死

ブラジルのある病院で起こった悲劇です。

一九九六年二月、人工透析をしていた患者たちが、次々と苦しみ始めた。そして、悶死する患者が続出。病院はパニック状態となった。なにしろ原因がわからない。なのに死者は後を絶たず、この異様な症状の犠牲者は五〇人を超えた。いったい何が原因か？　政府や病院側の徹底追及でその〝犯人〟が割り出された。それが猛毒物質ミクロシスティン。別名〝アオコ毒〟。その名のとおりの藻類アオコが発生する猛毒物質——。

透析患者にかぎって死者が続出したことから〝病原物質〟は透析を通じて患者の体内に侵入したと推理された。経路として水道水が疑われ、さらに取水現場に調査班はたどり着いた。かれらはア然とした。水面はびっしり一面の緑色で覆われていた。繁茂していたのがアオコ。それは湖沼や川に大発生する微小な藻類の総称で、なかでもラン藻類のアナベナや猛毒ミクロシスティンを生産するミクロキスティスなどが大部分を占める。水の富栄養化で大繁殖し、酸素を大量消費することで魚類が酸欠死する被害が各地で続出。さらに腐敗汚染は進み、水質悪化は続く。

このように、ただでさえ汚染被害を発生させる上、さらに〝アオコ毒〟と呼ばれる猛毒物を放出することが近年、解明されました。とくに肝臓毒性が強く、肝臓ガンを多発させます。

春から夏にかけて大量発生……

アオコは春から夏にかけて高温が続くと湖や川に大発生します。

とりわけアオコ毒の被害が多発しているのが中国。ため池や川の水を飲料水にしている中国の人々は、このアオコ毒を摂取しやすい。中国の肝ガン発ガン率は、なんと日本人の約二〇倍……。まさに仰天数値。その原因が、このアオコ毒ミクロシスティン。恐るべき水質汚染物質です。ブラジルで五〇人以上の命を一挙に奪った〝緑の毒〟――。その脅威は「日本も例外ではない」と専門家も警告します。

なのに、日本では汚染と肝臓ガンとの関連性、さらには研究体制すら確立していない……というから呆れます。この対策のなおざり怠慢は、あのアスベストと同じ。すでに一九七二年にWHO（世界保健機構）が「発ガン性アリ」と断定し、各国に対策を勧告したのに、日本の対応は、世界でも最も後手後手の醜態をさらしてきたのです。

一九九七年WHO基準値は一マイクログラム

中国では肝ガン多発地帯ほど、この〝緑の毒〟の水質汚染と重なります。

ヨーロッパでもバルト海沿岸の国々やイギリスなどに被害が多発。よって、各国でアオコ毒ミクロシスティンの研究、対応が急速に進んでいます。たとえば、オーストラリアでは二〇頭の牛による実験で、ヒトへの毒性を評価。その結果、飲み水中のミクロシスティン許容量を一リットルあたり一マイクログラム（一〇〇万分の一グラム）と定めたのです。アメリカ、ニュージランドもこの値を採用。日本では、どうか。一九九四年、水道法改正のとき、「話題にはなったが、ペンディングとなったまま……」と政府関係者。さらに一九九七年五月、WHOもアオコ毒を重要視。このミクロシスティンの飲料水中の安全基準の公表をしました。それは国際的な動きに合わせた「一マイクログラム」。よって、この数値が世界的「安全基準値」となった。

このWHO決定に慌てた日本の厚生省（当時）は、遅ればせながら国内のミクロシスティンに水質汚染調査を実施、この「安全基準」値を採用した。

日本は数十〜数百マイクログラムとケタ外れ

このアオコ毒……〝緑の毒〟と呼ばれても、緑色をしているわけではありません。ミクロレベルなので水道水に混入していても気づかない。ところが、ブラジルの大量犠牲者や中国の肝臓ガン多発を対岸の火事と決め込むわけにはいかない。政府の調査結果は恐ろしいものでした。琵琶湖、霞ヶ浦などの水を採取して分析すると、なんと〝数十〜数百マイクログラム〟とケタ外れ濃度のミクロシスティンが軒並み検出された。それを取水し、処理して、水道水にして飲んでいる。ほんとうに安全なのだろうか？

さらに恐怖は「浄水場の処理水に、アオコ細胞が含まれていた」という現実。それはアオコ毒が含まれていることを意味する。わずか二〇年前まで、この肝臓毒の水道水への混入はいっさいチェックされていなかった。水道行政の専門家ですら、まったく盲点だったアオコ毒……。全国の浄水場が完全チェックしている保証もないのです。

発ガン物質はノーチェックの水道行政

日本の水道行政は、塩素処理で発生する猛毒物質の有機塩素化合物（ＴＯＸ）ですらノーチェック。規制対象としたのは話題と関心が集まったトリハロメタン（ＴＨＭ）のみ。突然変異原性は、その数十倍といわれる……史上最強の突然変異原性物質〝ＭＸ〟なども野放し。規制値を設けるどころか調査すらしていない。

ＴＯＸ類でいえば次の①〜③も行政は完全黙殺。

①抱水クロラール（神経伝達成分を狂わせる。遺伝子障害を与える）

②ジクロロ酢酸（無精子症や眼の障害を起こす）

③トリクロロ酢酸（免疫機能に悪影響。生体バランスを壊す）……など。

これらは激しいＤＮＡ（遺伝子）損傷を引き起こします。そのＤＮＡ切断数は、バクテリア集団（コロニー）の突然変異数を調べることでかんたんに判別できます（エームス試験）。

さらに専門家は「ＴＯＸ全体を分析する方法はすでにあるのです。その測定値を水質の安全基準とすべき」と警鐘を鳴らす。なのに、政府はいまだ水質の安全性評価に、この突然変異原性テストを導入していない。この変異原性は、ほとんどが発ガン性、催奇形性と重なる。日本政府が、水道水の安全性チェックに、このＤＮＡ損傷チェックを盛り込まないのは、国民の飲み水自体に「驚愕の発ガン性がある」ことがばれてしまうからです。すると、政府の責任どころか、ガン患者などから損害賠償請求が噴出することは、火を見るよりあきらか。よって、かたくなにＤＮＡ損傷テストは採用しないのです。

緩速ろ過、活性炭、オゾン殺菌などを！

アオコ毒ミクロシスティンにも同じことがいえます。それは肝臓ガンの強烈発ガン因子で、突然変異原性は明白。ＴＯＸ同様、変異原性テストをやれば、驚くべき結果が出るはず。トリハロメタンや〝ＭＸ〟などのＴＯＸ類も、もとをたどれば元凶は塩素処理と有機物汚染による生成反応。つまり有機物汚染が酷くなればなるほど、ＴＯＸなどの生成量も激増する。同様にアオコも富栄養化で有機物汚染が進むほど、大量発生します。

富栄養化は夏場の渇水期に最悪となります。高温になり水量が減るほどアオコは繁茂し、アオコ毒ミクロシスティン濃度も激増します。

これら毒性物質による人体被害を避けるためには、まず塩素処理方式を全廃すべきです。塩素はもともと戦時中の毒ガス兵器の原料。それを連合国軍総司令部（ＧＨＱ）が後の化学メジャー利権のために、日本に押しつけた……というのが真相。

水質浄化法を従来の自然な「緩速ろ過法」に改め、さらに「活性炭除去法」「オゾン殺菌浄化法」「紫外線殺菌法」などを採用すれば、極めて安全な水道水となるのです。

命のかかった飲み水のことです。政府にまかせっきりでなく声を上げ要求しなければ、〝安全な飲み水〟など夢のまた夢です。

9 あなたの住まいがあぶない

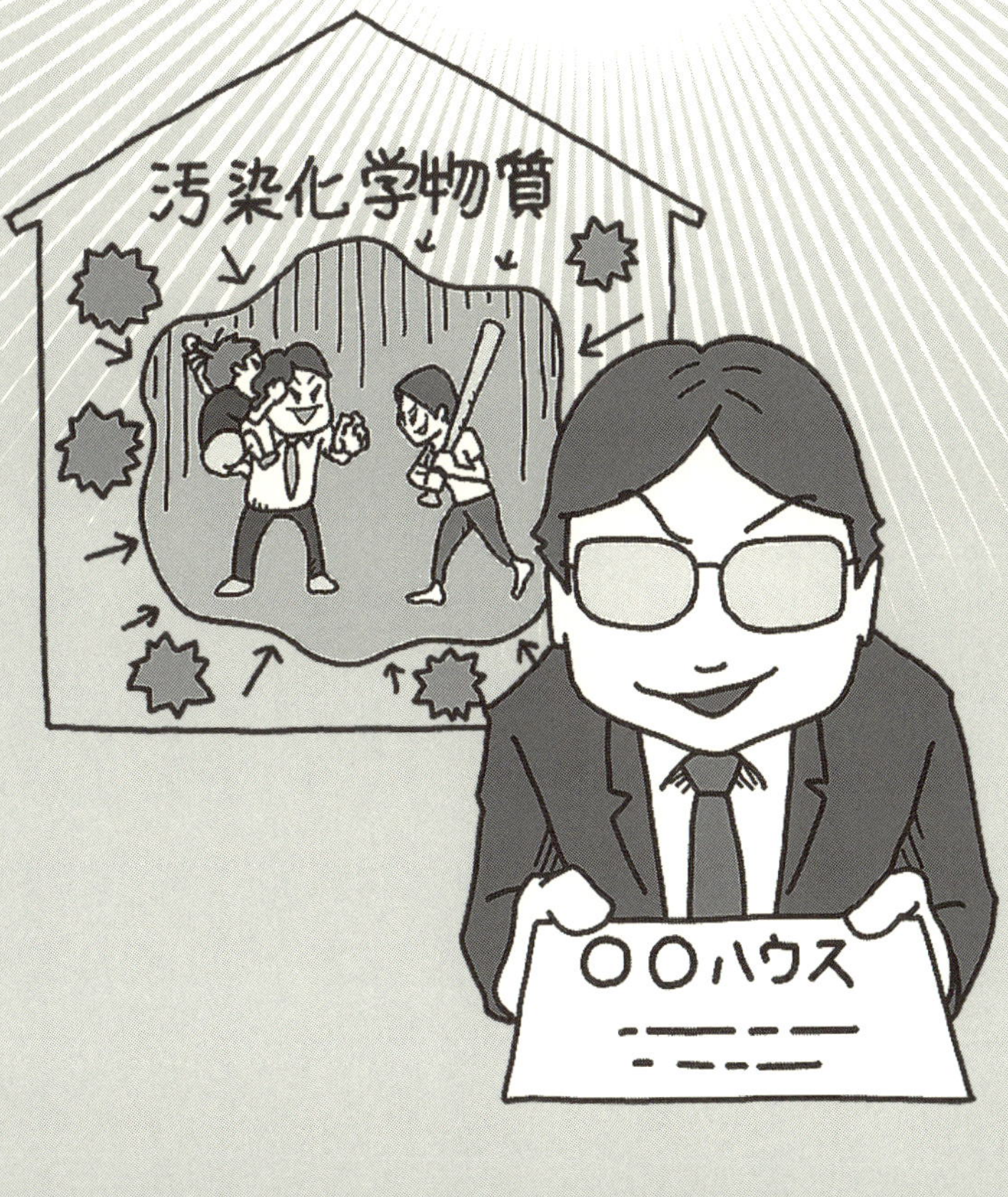

❶ あなたも家族も〝殺す〟……猛毒ハウスの戦慄

子殺し親殺し、陰惨な事件の背景は?

最近、悲惨な事件が相次いでいます。

かつては考えられない子殺し、親殺し。猟奇的殺人や陰惨な犯罪も後を絶ちません。習志野市では青年が父母を追いかけ回し、路上で刺殺。また喧嘩相手を生き埋めにした若者もいました。子どもをマンションから投げ落として殺した男がいれば、こんどはわが子を河に投げ殺した母親……の凶行も。

これら陰惨事件に共通するのは、加害者の正常な判断能力が、完全に失われていること。つまり、完全に脳が狂っている。本書では――化学物質が脳を狂わせる――とシシリー宣言について触れてきました。

微量化学物質の環境ホルモンが、生殖能力を阻害するだけでなく、脳や精神を狂わせる。そのショッキングな事実を国際的学者たちが警告した世界初の宣言です(日本のマスコミが完全黙殺したことも奇怪至極……)。

超微量の化学物質でも神経や行動を狂わせる。この事実は、先述の陰惨奇怪な事件の連鎖を想起させます。習志野の父母刺殺事件は新築の家に引っ越して、すぐに発生しています。

マンション、新築住宅は〝毒の館〟

わたしは、以前、衝撃的な体験をしました。仕事部屋となる小さなマンションを借りようかと思い立ち、不動産業者に空き部屋を案内してもらったとき、驚愕しました。

部屋のドアを開けた瞬間からツーンと鼻をつく刺激臭。部屋に入るとその臭いで息がつまる。二、三回、呼吸しただけで頭の隅がズーンと痛くなってきた。呆れたことに案内係の社員は、まったく感じていない風。こちらは頭痛で彼の説明も、うわの空。早く、ここを脱出したい。ただ、それだけ……。外の空気を吸ったときにはホッとしました。そして、あんな部屋に二四時間どころか毎日、寝起きする人がいることに愕然としました。ほとんど大半の日本人は、あのような化学物質が満ち満ちた部屋で起居している……！　これら有毒化学物質は、シシリー宣言が警鐘乱打しているように、まぎれもなく神経行動毒性があります。つまり、ツーンと刺激臭のする部屋に暮らすことは、思考、感情、行動が次第に狂わされていくことを意味します。

マンションや新築住宅に漂う化学物質の〝霧〟は、ゆっくりと住む人の脳を蝕み、心を狂わせる。シンナー中毒患者は幻覚を見たり、凶器を振り回したりする。同じ症状がシックハウス症候群でも起こるのです。

四六〇余の化学物質が使われている！

新築やリフォームしたての室内に漂う汚染化学物質をＶＯＣ（揮発性有機化合物）と呼びま

す。このような室内からは一〇〇種類以上の有毒化学物質が検出されると聞いて唖然としました。まさに、日本の住宅・マンションは〝毒の館〟なのです。

『建築に使われる化学物質事典』（風土社）という大部の本があります。手にとって仰天しました。その数、四五九物質。接着剤、防腐剤、防蟻剤、殺虫剤、防カビ剤、燻蒸剤、断熱材、溶剤、洗浄剤、潤滑剤、塗料、剥離剤……などなど。

たとえばテトラクロルビンホス。これは有機リン系防蟻剤。いわゆるシロアリ駆除のため柱や根太などに使われる。同事典によれば、

①**暴露経路**：吸入、経皮、経口摂取により体内に吸収される。

②**毒性症状**

［短期］：皮膚、粘膜の刺激や薬傷、目の発赤・かすみ・瞳孔収縮。吸入または経口摂取によるめまい・頭痛・腹痛・胃けいれん・吐き気・嘔吐など、筋力低下、意識喪失、呼吸不全。

［長期］：（前記の）影響が蓄積される可能性あり。発ガン性あり……。

書いているだけで恐怖に震える。完全なる猛毒物。それが室内に漂う。めまい・頭痛・意識喪失……などは、明らかに神経毒物であることを物語る。

もう一つ。塗料・ゴムなどの溶剤に多用されているテトラクロロエチレン。事典によれば、

①**暴露経路**は前記と同じ。

②**毒性症状**

【短期】：眼、皮膚、気道への刺激、強い麻酔作用があり、吸入、経口摂取による、めまい・頭痛・吐き気・嗜眠・脱力感・腹痛・化学性肺炎……重症の場合は不眠・記憶力低下・歩行障害・意識喪失・肺水腫などを起こすこともある。中枢神経への影響、呼吸不全、意識低下。皮膚の乾燥・発赤、眼の発赤、痛み。

【長期】：皮膚炎。中枢神経系への影響。記憶障害・集中力低下。肝臓・腎臓・粘膜への影響。

【発ガン性】：人にたいして恐らく発ガン性を示す。国際評価（IARC分類：2A）。

この事典は「中枢神経系への影響あり」と、神経毒物であることをハッキリ認めているのです。つまり、室内に漂う溶剤成分テトラクロロエチレンを微量でも吸い込むと……「脳が、神経が狂ってくる」と冷静に記述している。心が凍るとは、このことです。

「すぐに慣れます」の恐ろしさ

このような毒性化学物質が、約四六〇種も建材や新築住宅に使われている。それらは、ほとんどに揮発性があり室内に〝毒ガス〟として漂う。わたしがリフォーム仕立てのマンション部屋に入ったとき感じた刺激臭、息苦しさ、そして頭痛は、これら数百種類もの毒性気体の混合ガスだったのだ。あのまま、その部屋に住み続けたらどうなるか？

おそらく頭痛も消えて、不思議に刺激臭も感じなくなっていくにちがいない。不動産業者が、必ず吐く台詞がある。「気にすること、ありません。じきに慣れますよ」。そのとおり。しかし、それは慣れたのではなく、感覚が麻痺して感じなくなっただけのこと。呼吸や皮膚などから静かに侵入する〝毒物〟は、次第に、脳を、精神を、蝕んでいく。

その症状は、まず、わけのわからないイライラ、不安などから始まる。些細なことでもムカツクようになる。無性に落ち着かなくなり、わずかなことが癇に触る。家族にたいして、攻撃的になり、敵意が芽生えてくる。それは憎悪から殺意へと変わっていく。

〝不快〟から〝殺意〟へのメカニズム

そのメカニズムは、微量化学物質の〝攻撃〟に反応して、生体はアドレナリンというホルモンを分泌する。これは〝怒りのホルモン〟とか〝攻撃のホルモン〟と呼ばれる。つまり、毒物の化学物質が体内に侵入したことを、身体は外界からの〝攻撃〟とみなし、それに反撃する〝攻撃ホルモン〟を分泌する。その〝攻撃〟は、身のまわりの存在に向けられる。人体は、まさか〝イライラ〟〝ムカムカ〟の原因が、住んでいる家の壁や天井、床下から出ているなどは、まったく認識できない。

〝イラつき〟〝ムカつき〟の原因は同じ屋根の下にいる……父だ！　母だ！　あるいは息子、娘だ！　と〝誤認〟してしまう。

「こいつを抹殺すれば、このどうしようもない不快感から解放される」

〝不快感〟〝不安感〟などは、そのまま放置するとガンや悪性疾患など次なる疲弊へとつながる。人体は、生体防衛のため、これらの〝原因〟を排除しようとします。

その排除の欲求が〝殺意〟なのです。こうして、密かにその手は台所の包丁を握りしめて、寝息のする寝室へ息を殺し、向かわせるのです。

こうして、また新たな驚愕の惨劇が、繰り返される。こうして日本人は、新築の家、マンションの下で〝殺し〟そして〝殺されて〟いく……。

❷ ビニールクロス住宅は恐怖の猛毒〝カビ屋敷〟

死因の四％強がカビ感染

人類にとって見えざる脅威。それはウィルスや病原菌などミクロの生物。なかでも、あんがい気づかないのがカビ毒。地球上には八万から一〇万種ものカビが生息しています。まさに、地球は〝カビの惑星〟なのです。なかには猛毒カビも少なくない。それは、思わぬ場所で人類に牙をむいてくる。

カビが繁殖するには、①酸素、②栄養、③湿度が必要。この三要素が揃えば、どこでも猛繁殖する。

アメリカ南部ニューオリンズを襲った巨大ハリケーン、カトリーナ。その壊滅的被害からの復興を妨げた意外な難敵がカビ毒だった。水没家屋にカビが大発生。そのカビ毒が住民を襲った。カビ菌は鼻や口から吸い込まれると肺から血管に入り込む。それは脳にまでたっして繁殖した例も。脳にカビが生えた……！　にわかには信じがたい。ところが専門家は日本でも病院で亡くなった人の四％強が「カビ感染が大きな死因となっている」という。

身のまわりには、さまざまなカビがはびこっている。中には命を奪う猛毒のカビも潜んでいる。

牛や馬が苦悶死するカビ毒

そのカビ毒が最近、地球上で猛威を振るい始めています。

まず、カエルの大量死。その異常現象は世界中から報告されている。原因はツボカビという特殊なカビ菌。その原因は温暖化だ。雨が多くなりカエルの体温が上がらなくなった。カエルの皮膚上でツボカビが繁殖しやすくなり、ついに全世界で多種多様なカエルがツボカビに全身覆われて絶滅し始めた。カビ毒の犠牲者は小さなカエルだけではない。

アメリカでも牧場の馬に奇妙な現象が発生している。水を飲まなくなり苦しみもがき死んでいく。息絶えた馬は胃に穴が開いていた。こうして三週間で約五〇〇頭の馬が斃死(へいし)。このような家畜大量死の原因は飼料トウモロコシ。温暖化で干ばつに襲われ、トウモロコシの中にカビの猛毒物質が混入してしまった。トウモロコシの粒にカビ胞子が付き、表面で繁殖。そのときのカビ菌の代謝物のなかに猛毒物質が含まれている。それがカビ毒である。牛や馬が苦悶死するほど毒性はすさまじい。

巨大ハリケーンの〝置き土産〟

大型動物を倒す猛毒のカビ毒……。それは人間も一撃で殺すほど毒性は強い。

アメリカを襲った超弩級ハリケーン、カトリーナは約一三〇〇人の命を奪い、ニューオリンズを水没させた。しかし、恐怖はまだ終わらなかった。一面、海のようになった市街地。見えざる恐怖がじわじわと繁殖を進めていた。水は次第に引いていったが、猛毒のカビ毒が残されたのである。水がようやく引いた我が家にもどった人々は、喜びよりショックに打ちのめされた。ドアを開けると猛烈なカビ臭に直撃されたのだ。それは息ができないほど。ふつうの格好では屋内に立ち入れない。ボランティア団体は被災した家に入るときの注意事項を掲げる。まず部厚いマスク、ゴーグル、さらに宇宙服を思わせる防護服。屋内は壁から天井、家具、あらゆるものがカビで覆われている。ハリケーンで倒壊を免れた家屋も、カビと湿度で結局は主を迎えることなく、朽ち果てていく。巨大ハリケーンは意地の悪い置き土産を残していった。

突然襲うカビ過敏症ショック

カビは、家屋だけでなく復旧作業チームの人々にも襲いかかった。

アレルギーも呼吸器疾患もなかった。そんな若い女性スタッフも、作業中にいきなり呼吸困難となり救急病院に搬送された。急性カビ・アレルギーショック。専門医はこう注意をうながす。いくら健康な人でも、カビを大量に吸い続けていると喘息、気管支炎、息切れ、胸部痛などの症状に突然襲われる。

カビ胞子を吸い続けた場合、個人差が違うため許容量を超えた時点で突然症状が現れる。これがＴＢＬ（総合人体負荷量）。個人ごとに異なる大きさのビーカーに毒物が注ぎこまれ、あふれた瞬間に症状が現れるのと同じ。ビーカーサイズ（許容量）は人それぞれ。いちど、反応が出ると、次のごく微量のカビにも反応。つまりカビ過敏症体質になってしまった。化学物質過敏症でも同様の現象が起こる。このようにニューオリンズではハリケーン被害の後、呼吸器系疾患を訴える人が続出したのです。

抗ガン剤などがカビ繁殖の元凶

もっと深刻な命にかかわるカビ被害もある。たとえば白血病などで免疫力が衰えていると、カビ菌は肺にまで発生する。本来なら免疫細胞によって攻撃、殺菌され、体内にカビ菌が繁殖することなどありえない。しかし白血病やガンで亡くなった患者を解剖すると、肺などにカビ菌が大繁殖している。なぜか？　医学界ではタブーだが、その原因は明らかに抗ガン剤と放射線治療。これらはＮＫ細胞などカビ菌と戦うリンパ球を殺戮(さつりく)してしまう。カビ菌侵入を阻止する〝兵隊〟をガン治療の名のもとに殺してしまう。その結果、体内でカビ菌が大繁殖し、最後にガン患者はカビまみれで死んでいく。いや、殺されていく……。わたしが『抗ガン剤で殺される』（花伝社）などの著書で告発してきた戦慄の真実だ。

カビ菌は脳にまでたっして大増殖。生きたまま脳もカビまみれとなる。よって、ガンや白血病治療で、抗ガン剤や放射線は、カビによる患者総攻撃を援護射撃しているのと同じ。はやく言えば、患者はカビで死んだのではない。抗ガン剤や放射線などのガン治療で〝殺された〟のだ。毎年三五万人がガンで死んでいると厚労省は発表する。これは完璧な嘘だ。その八割は抗ガン剤などで免疫力が殺され、カビ菌、病原菌、寄生虫などに冒されて息を引き取っているのです……。

二〇軒中一九軒がビニールハウス

ハリケーンや水害に襲われなくても、われわれはカビの脅威にさらされています。

とりわけ現代の日本家屋はカビの培養庫みたいなもの。その元凶がビニールクロスです。

専門家によれば、日本住宅の約九五％が壁や天井にビニールクロスを貼っている。なんと二〇軒に一九軒はビニールハウス！　日本は高温多湿の温帯モンスーンに属する。温度と湿度は高いところから低いところへ移動する。これは物理学の根本原理。住宅の壁内でも同じ現象が起きる。木壁や土壁など透湿性の壁なら湿度は自由に往来する。しかし内壁にビニールクロスを貼ると、そこで湿度移動は遮断される。室内はクーラーが効いている。すると壁内の空気が冷やされ結露する。これが〝夏型結露〟。逆に冬は室内が暖かく、戸外が冷たい。よって室内側ビニールクロスにグッショリ結露する。この結露現象が日本家屋のカビ大発生の元凶となっている。

ビニールクロス貼りの建築に入ると、ツンとカビ臭い。そんな家屋のクロスをはがすと一面の黒カビ！　さらにカビ繁殖の原因となっているのが、窓枠サッシ。昔の伝統住宅なら屋内に透き間風が通り、いつも湿気を逃していた。しかし、アルミサッシ普及は密閉型住宅を激増させた。このような高気密住宅は、屋内に湿気をこもらせカビ大繁殖の条件を整える。カビ臭いということは、すでに室内にカビ胞子が浮遊している。カーペットや畳もカビが繁殖。つまりは〝カビ屋敷〟……。

日本家屋はハリケーンに直撃され、カビまみれとなった住宅と似た状態になっている。クロカビ、カンジダカビ、アカカビ……。とくに風呂場はアスペルギルス属、ロドトルラ酵母など多種のカビが猛繁殖している。アメリカでは喘息、蓄膿症など呼吸器疾患の約七割の原因がカビであった。そんな衝撃事実が明らかになっている。偏った食事で免疫力が下がり、偏った住宅がカビを繁殖させている。そのツケが人間に回ってきたわけだ。

つまりは自然な食事をして免疫力をつける。ビニールクロスを追放した自然な住宅に住む。たったそれだけで、あなたはカビ毒の恐怖から解放されるのです。（テレビ朝日『宇宙船地球号』ミクロの生命体、ｖｏｌ．４他参照）

❸ 団地、マンション族は、コンクリートで九年早死に……！

九年も早死に……！　マンション・団地住民

「コンクリート住宅で九年早死にする」

こう聞いたらビックリでしょう。じつは、これ、わたしの著書のタイトル（リヨン社刊）。コンクリートの建物に入るとヒンヤリして、骨の髄までゾクッとして、余り好きではありませんでした。しかし、「九年も早死に……」とは意外でした。この事実を知ったのは島根大学総合理工学部の中尾哲也教授の論文からです。中尾教授は「どうも木造住宅に暮らす人たちの方が元気なようだ。調べてみよう」……と思い立ち、団地やマンションなどコンクリート集合住宅に住む人と、木造に暮らす人たちの平均死亡年齢を比較してみました（木造住宅二七〇件、コンクリート集合住宅六二件）。その結果びっくりする開きが出ていました。団地、マンション族の方が、約九年も早死にしていた！

「この数字は非常に大きい」と教授も驚きを隠さない。さらに全国的調査を実施。「木造率が高いほど平均寿命が高い」ことも立証されました。

コンクリート巣箱は一二倍もネズミが死ぬ

さらにショッキングな報告があります。

静岡大と東大の農学部による合同研究です。まずコンクリート製、金属製、木製の三種類の巣箱を作り、そこでネズミの赤ちゃんの生存率を調べたのです。

すると驚くべき結果が出ました。コンクリート巣箱では、バタバタと生まれたての赤ちゃんが死にました。なんと九三%が死に、生き残りはわずか七%。金属の巣箱では生存率四一%、木製は八五%ものネズミが元気に育ちました。これら三つの巣箱は同じ建物の中で実験したので湿度、温度も同じ。シキワラ、餌も同じ。ちがうのは巣箱の素材だけでした。なのに、コンクリート製と木製では生存率に一二倍以上の開きが出た。またコンクリート巣箱で生き残ったネズミも、体重や生殖器などの重量が最も少なく虚弱でした。さらに恐ろしい事実が発生し、研究者を驚かせました。体温測定するため研究者が巣箱に指を入れると、木製巣箱では指先にすり寄ってくるのに、コンクリート巣箱のネズミはいきなり噛み付いた。

また、コンクリート巣箱で、わずか七%生き残ったメスネズミは、妊娠して子どもを産むと、なんと産まれたわが子を噛み殺して食べてしまった……。さらにコンクリート育ちのオスネズミは、他の巣箱に移すと牙を剥いて他のネズミたちに襲いかかったのです。昨今の社会を賑わす異常な事件と重なり合う思いがして慄然とします。

コンクリート巣箱はケンカ、木製はおっとり

静岡大実験では、巣箱の素材ごとに、そのストレスがネズミに異常行動を引き起こすことも観察されました。木の巣箱が平均八〇回なのに、金属二二〇回、コンクリート二九〇回と、不自然な素材ほど異常行動が頻繁に見られます。また、木の巣箱は「静かで」「おっとり」しているのに、コンクリートでは「暴れる」「ケンカが目立つ」という観察記録。これは、コンクリート住宅育ちの子と、木造住宅育ちの子を比較すると判りやすいのではないでしょうか。

さらに木製巣箱では母ネズミが「ゆったりと授乳」「子どもをかき集める」など観察されているのにコンクリート巣箱は「授乳時間が短い」「子どもをかき集めない」など、愛情の格差は驚くほど。

また床材にコンクリートを敷いた巣箱と、杉板を敷いた巣箱をくっつけて壁に穴を空けておくと、ネズミたちは一斉にコンクリート床から、杉床に〝避難〟して、その後、一切コンクリート床の部屋には立ち入ろうとしなかった。それは動物的な生存本能から、不自然なコンクリート床を拒否したのです。

コンクリ校舎は頭痛一六倍、イライラ七倍

格差は、コンクリート校舎に通う子どもたちと木造校舎の子どもたちの差にも、クッキリ現れました。ある年、インフルエンザが大流行しました。そのとき両者を比較するとコンクリー

ト校舎の学級閉鎖率は二二・八％に対し、木造は一〇・八％でした。

これは、コンクリート校舎に通う生徒たちは、木造校舎の子にくらべて二倍以上、身体が虚弱化しているといえます。

さらに具体的な調査結果があります。養護教員の先生方による比較調査アンケート結果です（木造：六六校、コンクリート：八〇校）。

その結果――。木造にくらべて、コンクリート校舎の生徒たちは、「イライラする」七倍、「頭痛がする」一六倍、「お腹が痛い」五倍、「体が疲れている」三倍、「ほてっている」三倍……と、惨澹たる結果が出ました。さらに木造なら、コンクリート校舎より生徒の「集中力」は三倍アップする――という報告も。子どもたちの学力向上は、まず木造校舎からなのです。

コンクリート校舎の子どもたちは、病み、疲れきっている……。不登校が三〇年で八倍……。当然だと思えます。それは子どもたちだけではありません。コンクリート校舎で働く先生たちも「イライラ」「疲れやすい」「意欲低下」二倍、「抑うつ」「不安」「気力減退」二・五倍……と、目を疑う結果が出たのです（『木材は健康と環境をまもる』より）。じっさい、コンクリート校舎に勤務する先生たちの間から、生理不順、腰痛、うつ病などの訴えが、続出しています。

コンクリート冷輻射の〝冷ストレス〟が元凶

ちなみに、静岡大の実験（前出）では、マウスが好む建材は上位から、次のようになりました。

◎スギ→合板→ヒノキ→クッションフロア→塗装合板→コンクリート→アルミ。

ここで、コンクリートがなぜ体に悪いかの謎が、解けてきました。

ネズミが嫌う建材ほど、熱伝導率が高くなっています。つまり、それだけ体熱を奪う。コンクリート壁に手を当てるとヒンヤリしています。これは体熱を奪われているのです。アルミニウムは論外といってよいほど体熱を奪います。

鉄筋コンクリートの建物に入るとゾクッと冷えるのは、体熱を奪われているからです。でも、直接、コンクリートに触れていないのに体が冷える……。なぜでしょう？　それは冷輻射作用によるものです。これは遠赤外線とは、逆の作用です。冷たいコンクリートが体の芯から輻射熱として体熱を奪うからです。よく「体の芯から冷える」「骨の髄まで冷える」などといいますが、それは誇張ではなく、本当のことだったのです。

木で内部を覆う木装リフォームのすすめ

「冷えは万病の元」と言われます。あるお医者さんは切実に言っておられました。

「とくに、ガン患者にとって冷えは大敵。少しでも体温が低下するとガン細胞が増殖します。一℃どころか一分でも体温を下げてはいけない」

「冷え」は免疫力を低下させ、内分泌系や自律神経系を狂わせます。コンクリートの害の本質は〝冷ストレス〟だったのです。

では、どうしたら……?

解決はかんたんです。マンションや団地を天然木の内装で覆うのです。これで冷輻射は遮断され、木造と同じ快適空間となります。木装リフォームを強くおすすめします。

10 身近にあふれるアブナイ〝毒〟

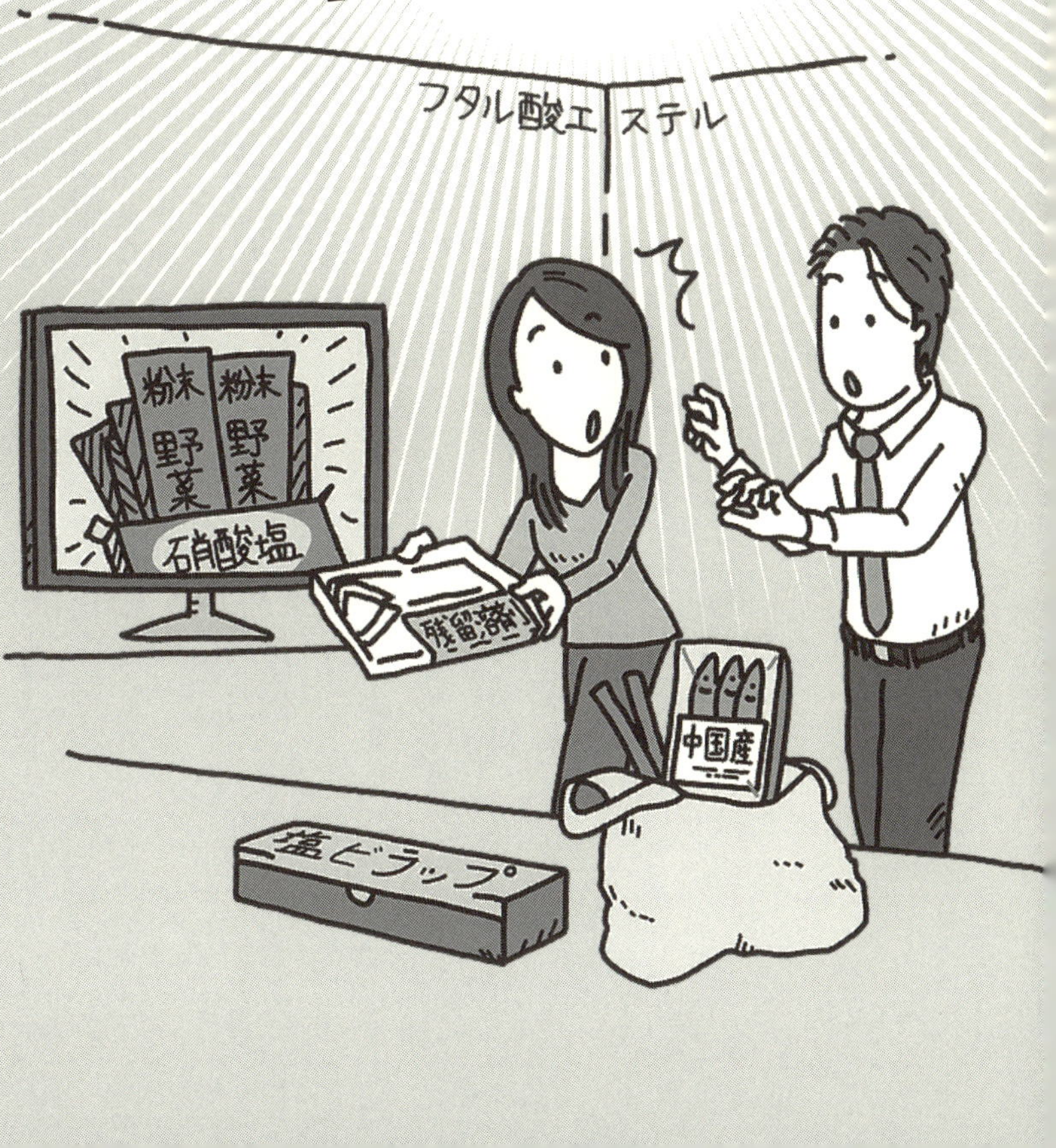

❶ 食べるな！　危ない輸入食品――アジア発の食品は危険

アブナイのは中国産だけではない

中国産食品の危険性が国際問題となっています。

極め付きは記憶にも新しい〝段ボール〟肉マンでしょう。

段ボールを刻んで肉マンに混ぜる……というテレビ〝スクープ映像〟は迫力満点でした。その国際的な反響の凄まじさに焦ったのは中国当局。「これは、テレビ局のやらせ」と打ち消しにやっきとなり、関係者を検挙した。〝段ボール〟肉マンは実際にあったのか、なかったのか？それは依然として藪の中だが、同国での食品製造の現場は、相当危ない状態であることは、よくわかる。ペットフードで犬や猫の死ぬ被害が続出し、アメリカでは〝チャイナ・フリー〟ラベルが食品包装に貼られている。「中国産の原料は使っていない」という意味です。

続発する食品スキャンダル報道に、だれもが「中国産」ラベル表示に神経質になっている。「中国産なら買わない」という主婦も増えている。

しかし、アブナイのは中国産だけではない。

ウナギから禁止抗菌剤を検出

他のアジア諸国からの輸入食品も、やはり相当に危ないのです。ベトナム、タイ、インドネシア、フィリピン。韓国……。厚労省のチェックだけでも食品衛生法に違反する食品が続々と見つかっている。

中国を除くアジア八ヶ国と香港からの輸入食品を検査した結果も酷い（二〇〇七年一～七月）。中国産の違反件数約三〇〇件にたいして、二八〇件。約半年でこれだけの違反食品が抜取り検査で、水際で輸入差止めされている。

日本の消費者は、中国産食品は連日の報道で避けているが、他のアジア産には不用心だ。たとえばウナギ。中国産ウナギから国内で禁止されているニトロフラン系合成抗菌剤AOZ、AMOZなどが検出され、国内消費は激減している。ところが実は台湾産からも同様抗菌剤が多数検出されている。日本で消費されるウナギの七割が中国産。台湾産は一割。台湾産は生きたまま袋詰めにされて空輸される「活ウナギ」が多い。日本で禁止されている合成抗菌剤マラカイドグリーンなどは検査に二日はかかる。ところが、袋詰めウナギは二四時間しか生きていない。よって、「活ウナギ」のほとんどはノーチェックで国内流通しているという。

九割輸入のエビも種々の薬漬けだ

エビも国内消費量の九割は輸入に頼っている。

エビ輸入の相手国は、一位、ベトナム、二位、インドネシア、三位、インド……の順。エビの養殖池に大量の抗菌剤投与は日常茶飯事。油が浮いていたり、ドロドロに汚れていたり。年に何度も生産するのでウィルス性病気がたえず、大量の抗菌剤投与が横行している。食べ残しのエサが池で腐敗する。そこから病気が発生するので大量の抗生物質や抗菌剤、ホルマリンなどの薬剤が常用されている。

かつてEU圏に輸出されていたアジア産エビに奇形が見つかり、大騒ぎとなったことも。ホワイトスポット病などエビの病気は多く、養殖業者はエビの尾の一部が欠ける病気を防ぐためだけでも、大量薬剤を投与するという。前出の抗菌剤の他、セミカルバジドやクロラムフェニコールなど多種類の抗菌剤が輸入エビから検出されています。

不衛生な加工工場で病原菌汚染

さらに怖いのはアジア諸国からの輸入食品には、大腸菌が検出されるケースが多いこと。「陽性」の場合、大腸菌以外にサルモネラ菌、O-157、ノロウィルスなどが検出されている。これらは糞便に由来するもの。アジア諸国は下水処理設備が普及しておらず、下水が流れ込んでいる川の水を加工工場の水洗いに使用している。また、アジア諸国では水道水も飲めない。このような不衛生の加工工場では、食品がさまざまな病原菌に汚染されるのも当然だ。

アジア各国からの違反例――。（厚労省検挙例、前出）

■台湾

＊ウーロン茶：プロモプロピレートが基準値以上検出。（一三件）

＊活ウナギ：使用禁止のニトロフラン系合成抗菌剤、ＡＯＺ、ＡＭＯＺ検出。（八件）

＊生鮮豆苗：殺虫剤フェンバレレートを基準値の三五倍量も検出。（一件）

＊みつばち花粉（加工品）：テトラサイクリンなど検出。（二件）

■フィリピン

＊グリーンアスパラ：抗菌剤ジフェノコナゾールが基準値を超えて検出。（三件）

＊冷凍マンゴー：大腸菌および類似菌が「陽性」。（三件）

＊パイナップル（シロップ漬）：酸化防止剤、二酸化硫黄検出。（一件）

＊生鮮オクラ：殺虫剤テブフェノジドが基準値を超えて検出。（一件）

＊サバ薫製（冷凍）：大腸菌および類似菌が「陽性」。（一件）

＊フカヒレ（冷凍）：糞便性大腸菌が「陽性」。（一件）

■インドネシア

＊エビフライ（冷凍）：ニトロフラン系合成抗菌剤セミカオルバジド。（一三件）

＊キャッサバチップ：シアン化合物検出。（五件）

＊インスタントコーヒー：大腸菌および類似菌が「陽性」。（一件）

＊ナツメグ：カビ毒アフラトキシンが「陽性」。（一件）

＊アカマダラハタ（冷凍）：有毒魚シガテラ混入。（一件）
＊めばちマグロ（冷凍切身）：大腸菌および類似菌が「陽性」。（一件）
＊ほうれんそう（冷凍）：合成殺虫剤シフルトリンが基準値以上検出。（一件）

■ベトナム
＊天然エビ（冷凍）：抗菌剤クロラムフェニコールが基準値超で検出。（一六件）
＊シーフードミックス（冷凍）：抗菌剤クロラムフェニコールが基準値超で検出。（三件）
＊春巻（冷凍）：抗菌剤セミカルバジドが基準値以上検出。（一件）
＊魚肉練り製品（魚団子など）：大腸菌および類似菌が「陽性」。（三件）

■香港
＊ウーロン茶：殺虫剤トリアゾネスが基準値以上検出。（二件）
＊チリパウダー：香料・安息香酸の対象外使用。（一件）
＊帆立貝柱漬け：指定外添加物ＴＢＨＯ検出。（一件）

■インド
＊生鮮マンゴー：殺虫剤クロルピリホスが基準値を超えて検出。（二件）
＊クミンシード（香辛料）：抗菌剤イプロベンホスなど、基準値を超えて検出。（一件）

■タイ
＊活スッポン（養殖）：抗菌剤マラカイドグリーンなど検出。（一件）

＊生鮮バナナ：殺虫剤シベルメトリンを基準値を超えて検出。（一件）

――その他、マレーシア、韓国産の輸入食品からも違反品が摘発されている。

しかし、いうまでもなく検査に引っ掛かる食品は、氷山の一角。日本での輸入食品の検査率はたった一割。しかも、そのうち国が実施する行政検査は三〇から四〇％で、後は輸入企業の自主検査まかせ。やはり食品は身土不二、地産地消……の原則が一番おすすめ。生産者の顔の見えない食品は不気味です。

❷ 時限爆弾アスベスト――建物の解体現場には、絶対近づくな！

三〇年後「決定的失敗」と認めた政府

「決定的な失敗でした……」

二〇〇五年七月二〇日、政府、厚生労働省はアスベスト対策ミスをはっきり認めました。

厚生労働委員会で、阿部知子議員は厚生省（当時）通達を手にかざす。それは一九七六年に出された通達、そこには「イギリスの病院で、アスベスト被害は、労働者だけでなく、工場近隣住民や家族にまで及んでいる」と明記、注意を喚起している。つまり七〇年代半ばですでに住民、家族へのアスベスト被害拡大を認識していながら、政府は何の対策もとらなかった……。

阿部議員は責任を厳しく追及。「問題を知っていて放置したのは行政の不作為ではないか？」

これにたいして、政府側（厚労省副大臣）は「家族や近隣住民の被害について、事実を分かりながらフォローできなかったことは、取り返しが付かない。決定的な失敗でした」と、その非を完全に認めた。

この七六年、通達「添付資料」では英国病院で中皮腫と診断された八三人のうち九人が身内や親族。一一人が工場近くの居住者だったことを紹介している。

発症すると一～二年で死ぬ中皮腫

中皮腫とは肺や心臓を覆う膜にできるガンの一種。アスベスト吸引との因果関係が極めて高い。発症すると一～二年で死亡するケースが多い。さらにアスベストを吸うと肺ガン、石綿肺など致死的病気を発症する。これらは、政府の怠慢によって引き起こされた公害病なのです。

なおアスベストは天然の繊維状鉱物の総称で、耐火性、絶縁性に優れるため、高度成長期には断熱材などに大量使用された。「××アスベスト」という会社名が町に溢れたことからも乱用ぶりが分かります。この時点で、機械・建材メーカーなど表面化した死者だけで二三社、三七八人。被害は激増しつつあります。

三五年前からわかっていた発ガン性

わたしは一九七五年から日本消費者連盟スタッフとしてアスベスト問題にも取り組んできました。アスベストは一九七〇年初頭から〝静かな時限爆弾〟と呼ばれてきました。

ガラスのような微細な針が肺細胞などに突き刺さり、その刺激で将来、三〇年以上もたって肺ガンなどを引き起こす。それは工場や建築現場の作業員だけでなく、近くに住む人たちや家族にまでアスベスト吸引被害は起こる……。それは市民運動では〝常識〟でした。いわゆる二次被害。政府ですら一九七一年、すでに「アスベスト飛散防止」措置を業者に義務付けています。七二年、ＷＨＯ（世界保健機構）がアスベスト発ガン性を指摘。七五年、日本でも吹付け禁止。七六年には労働省通達で「著しい有害性」を指摘。

しかし七〇～九〇年代には、年間三〇万トンも輸入され建築資材として乱用されました。

犠牲者にはわずか二〇〇万円の見舞金

八六年、国際労働機関（ＩＬＯ）が「石綿被害防止条約」を採択。とくに危険な青石綿の禁止を提唱。これらを受け、諸外国ではほとんど全面禁止となりました。しかし、日本では、これほど被害続出しているのに、全面禁止は二〇〇八年からと、信じ難いスローモーぶり。石綿を取り締まる立場の官僚が、なんと石綿業界の顧問を一五年も務め巨額の報酬を得ていたことまで判明。その行政と業界との露骨な癒着ぶり、ただ絶句。一方、大手機械メーカー、クボタ旧神崎工場の周辺住民三一名がアスベストとの関係が深い中皮腫で死亡していることが分かりました。うち三名にクボタは二〇〇万円ずつの見舞金を支払っている。

「早くアスベストの害を公表して欲しかった」と住民らは無念の声を震わせる。

親父のマスクで遊んで……後の祭り

「親父のマスクで遊んでいて、この病気に罹（かか）ったんだヨ」

さいたま市の小菅仁さんは九六年、左肺機能が大幅に低下していることを医師に指摘された。

「アスベストを吸ったことはありませんか？」

仁さんは愕然とした。父親はアスベストを使った水道管を製造する会社に勤務していた。そして、八三年、肺ガンで死去。まだ五五歳の若さ。会社側はアスベスト被害と認め労災認定された。仁さんは、その父親が会社から持ち帰る防塵マスクをかぶって遊んだ記憶があった。

仁さんの症状は急速に悪化、四二歳という若さで、父親につぎ死亡した。病院も「アスベスト間接暴露の可能性あり」と、二次被害を認めていた。仁さんの遺体と胸腺組織を分析した米国の専門医は「石綿による悪性中皮腫」と診断。それなのに裁判では一審、二審とも敗訴。このクニは裁判所ですら大企業の味方なのです。

NPO法人「職業性疾患・疫学リサーチセンター」海老原医師は「二次被害で死亡していながら遺族が、それに気づかないケースはかなりある」と指摘しています。

アスベスト労働者の夫の作業着を洗たくしていて、付着していたアスベストを吸って悪性中皮腫となって死亡した主婦の悲劇が、何件も報告されている。大手メーカーのクボタも、それら二次被害を認めた。しかし、それも悲しい後の祭り……。

建物の解体現場には絶対近づくな！

二〇〇四年度、アスベストによる労災認定は一八六人と、前年度より一・五倍に急増して過去最大に……。発症するまでの潜伏期間は三〇～四〇年。「当分の間、認定者は増加する」と厚労省も認める。アスベスト被害が、これから心配されるのは小中高の学校生徒たち。アスベストが盛んに吹き付けなどで使われたのは一九五五～八〇年ごろまで。公立小中学校の校舎の半数以上が、この時期に建設されている。つまり、この時期に学校に通った子どもたちの半数以上は大なり小なり、学校でアスベストを吸い込んだおそれがある。

八月二一日には、文具店従業員が中皮腫で死亡した原因がアスベストと認定されました。彼はアスベスト吹き付けの倉庫で何十年にもわたって作業していたのです。

アスベスト吹き付けの建物壁面などは灰色に凸凹しています。古い場合、綿のように垂れ下がっています。そんな建物には近付かない。子どもたちが天井をつついて遊ぶなど危険極まりない。最も危険なのは建物の解体現場。まず、戦後建った古い建物にはアスベストは必ず使われています。近くで解体工事が行われる場合、水を大量にまくなどの飛散防止措置をとっているか確認しましょう。またスレート片など解体屑を子どもが拾って遊ぶなども極めて危険です。よく注意しておくことです。

❸ 塩ビ製品に気をつけろ！　発ガン環境ホルモンだ

ビニール手袋から弁当に〝毒〟

わたしの子どものころから〝ビニール〟は、身のまわりにあふれていた。ビニール袋。ビニールおもちゃ……。政府（厚労省）は、あるとき弁当調理の現場でのビニール手袋を禁止した。

なぜか？　案外知られていないことだが、ビニールからは毒性物質が溶けだす。それが、調理中の弁当具材に付着する。だから政府は焦って禁止したのだろう。ビニールの正式名称は、塩化ビニール。プラスチックの一種である。

プラスチックは単体物質ではない。合成樹脂という呼び名でわかるように天然の樹脂を模倣したもの。偽セモノだから似せるためにさまざまな添加物が必要だ。

プラスチック本体はカチカチに固まる性質を持っている。よって、手袋など柔らかいビニール製品（軟質塩ビ）に仕上げるために可塑剤の添加が不可欠です。

可塑剤フタル酸エステルの恐怖

その代表がフタル酸エステル。これは環境ホルモンとして、きわめて有名な毒物。環境ホルモンは、内分泌系攪乱物質と呼ばれ、たとえば生体器官の女性ホルモンの受容器（レセプター）にはまり込み、疑似女性ホルモンとして働く。それはオスのメス化、精子激減など種の存続すら破滅に導く。さらに環境ホルモンの大半は、脳や神経機能を阻害し、行動異常を引き起こす。そんな毒物フタル酸エステルの配合量も半端ではない。なんと、柔らかいビニール製品には重量比で一〇～六〇％も大量に練り込まれている。こうなると添加ではなく主原料。あなたの部屋を見回して欲しい。仰天するほど大量の、これらビニール製品が使われている。

あなたは〝ビニールハウス〟の住人

エッ……！　見当たらない？　壁を触って欲しい。あなたはクロス（布）と思い込んでいたはず。それは、おおいなるかんちがい。戦後、日本の建築業界は、この偽クロスを「雑巾で洗える」とすすめてきた。最初は塩化ビニールクロスと呼んでいたが、いつのまにか〝クロス〟に縮めてしまった。

消費者は、〝クロス〟と呼べば〝布〟と信じるのも当然だ。工務店やハウスメーカーが「壁も天井もビニールを貼りましょう！」と正直にいったら施主はカンカンに怒る。ところが「〝クロス〟仕上げにしましょう」といえば「お願いします！」となる。

つまり〝クロス〟なる言葉は、建築業界の詐欺商法の造語であった。

日本の住宅の一〇軒に九軒以上は、このビニールクロス仕上げ。つまり日本人の一〇人のうち九人は〝ビニールハウスの住人〟。これが「経済大国」の悲しい、悔しい現実なのです。

発ガン物質が溶出し食品汚染する

さて、このビニールクロス。重量比で半分もフタル酸エステルが含まれている。フタル酸エステルは水溶性で、さらに揮発しやすい。恐ろしいことにフタル酸エステルは発ガン性も指摘されている。つまり、発ガン性や環境ホルモン毒性のある有毒気体が微かに揮発し、室内に漂う。さらに、柔らかいビニール製品にはアジピン酸エステルという有毒可塑剤も添加されている。また塩化ビニールは空気中の酸素と化合し変質しやすい。そこで、酸化防止剤・安定剤として加えられる添加物がビスフェノールA。これも環境ホルモンとして名高い。加えて強い神経毒性があり、吸い込むと脳を狂わせる。

プラスチック類はモノマーという単体化学物質を、鎖のように繋げてポリマー（重合体）にしたもの。製品になる前の塩ビモノマーには、発ガン性が確認されている。この発ガン塩ビモノマーは、塩ビ製品にも残留し溶出してくる。食品ラップなどに使われた塩ビ製品から食品に塩ビモノマー汚染することも立証されている（東京都衛生研究所）。

塩ビ製食品包装用ラップフィルム類も禁止せよ！

アメリカでは、食品関連への塩ビ製品を使用は実質禁止。ところが、日本ではいまだ野放しなのだ。弁当工場で塩ビ手袋が禁止となったのは〝毒物〟汚染が目に余ったからだろう。弁当工場での塩ビ手袋が使用禁止なら、「サランラップ」「クレラップ」など塩ビ製食品包装用ラップも販売禁止となるべき。

なぜなら、これらの原料は塩ビの仲間、塩化ビニルデンだからである。そこに含まれる塩素の量は約七三％と異常に多く、それだけ毒性も強いとみたほうがいい。さらに、フタル酸エステルやビスフェノールA、ノニルフェノールなど環境ホルモンも添加されている。毒物の三重、四重パンチ。

これら有毒ラップをかけたまま電子レンジでチンすると、食品は完璧に毒物汚染される。すでに粉ミルクからフタル酸エステルが検出されており、塩ビ食品包装から、相当量の食品汚染が蔓延しているとみたほうがいい。

焼却すれば戦慄のダイオキシン発生

塩ビ製品の恐怖は、室内汚染や食品汚染にとどまらない。

たとえば、どんな商品でも最後はゴミになる。塩ビ製品も例外では無い。ほとんどのゴミは焼却場で焼却される。そこに塩ビ製品がまぎれこむ。すると、高熱で塩化ビニールから猛毒ダイオキシンが発生する。それは「人類が作り出した最強の毒物」といわれる。発ガン、先天異常、死産、流産、環境ホルモン毒性……。これらは大気、土壌、水と、あらゆる環境を汚染する。九八年の東京都の調査では八浄水場のうち二浄水場の水道水からダイオキシンが検出されている。人体のダイオキシン汚染源の約七、八割は魚介類から。水質汚染が植物連鎖で濃縮され、人体にしのびこむ。

海外では極めて厳しい塩ビ規制措置

これだけ毒性のある塩ビ製品……。国は、当然、厳しく規制しているかと思いきや、ほとんど野放し。ただ食品包装の場合、塩ビモノマー食品残留を一ｐｐｍ以下に抑えることくらい。塩ビ製おもちゃは、赤ちゃんが口に入れたり、極めて危険なのに、なんの規制もない。海外の規制に比べると、いかに日本政府が塩ビ業界と癒着しているかが、一目瞭然だ。

▼**デンマーク**：一九九九年、塩ビとフタル酸エステル類の使用規制計画を発表。製品に課税し、塩ビ廃棄物は焼却禁止。

▼**スウェーデン**：九五年、「塩ビを速やかに段階的に禁止」を議会決議。この時点で一二八地域で公共施設での塩ビ使用規制。

▼**ドイツ**：最も早く塩ビ規制に着手。公共施設、公的補助施設では実質塩ビ禁止。ボン市議会は学校、幼稚園、老人ホーム、地下鉄など公共施設からの塩ビ追放を決議。

▼**オランダ**：建材を好ましいリストを作成。塩ビは最下位に位置付けられている。

▼**アメリカ**：医療、保健の専門家による米国公衆衛生協会（ＡＰＨＡ）は塩ビ使用廃止を決議。

▼**スペイン**：九五年、国会で五年以内に塩ビ二〇%削減を決定。九八年、五二自治体が「塩ビ廃止都市」宣言を採択。バルセロナ市は九七年「塩素製品ゼロ都市」を宣言。

――日本が、いかに環境対策の後進国かがよく分かる。恥ずかしいかぎり……。

④ 大都市の湾岸地下に、猛毒物が眠る——ベンゼン四万三〇〇〇倍

築地市場の移転計画で露見

東京のベイエリアの地下には、悪魔たちが密かに眠っている。

その正体は猛毒化学物質群です。日本の首都の湾岸に、どうしてそんな毒物が潜んでいるのだろうか？　それは湾岸工業地帯の工場群が有毒廃棄物を夜陰に乗じて、地下に密かに埋設してきたからだ。いうまでもなく違法行為。公害防止法や土壌汚染防止法などに違反するれっきとした犯罪である。

この首都東京ベイエリアの恐るべき土壌汚染も、ひょんなことで白日の下にさらされた。

それは、当時の石原都知事が音頭をとって強行しようとした築地市場の移転計画から露見した。現在ある築地市場を近くの豊洲地帯に移転させる。この計画のネライは見え見えだ。現在一等地にある築地市場を追い出して、跡地に超高層ビルを建設しよう……という目論見なのだ。

つまりは、体のいい土地転がしの〝追い出し計画〟。ところが、思わぬ事態が出来した。移転予定地を整地していたら、地中から有毒ガスが湧いてきたのだ。それも一種類、二種類ではない。とりわけ衝撃的なのは発ガン物質ベンゼンが環境基準の四万三〇〇〇倍も検出されたこと。さらにシアン八六〇倍、ヒ素七一倍、鉛九・六倍、水銀二四倍、六価クロム三・六倍……。

こうなると「他にも毒物が埋まっているのでは……?」と、さらに不安になる。

全国工場地帯のパンドラの箱

この跡地には、かつて東京ガスの工場が稼働していた、という。よって、これら汚染物質を地中に不法投棄した有力容疑者は同社といえよう。もしかしたら、その前に稼働していた別の工場から排出されたものかもしれない。なにしろ京葉工業地帯の工場群は戦前から稼働していたものも多い。

結論としていえることは、彼らは適切処理すべき有毒廃棄物を〝慣行〟として、地下に埋めてきたことだ。それが、再開発で毒ガス、毒液として、地上に噴出する。まさに、パンドラの箱。それは首都圏ベイエリアにとどまらない。関西をはじめ、全国の工業地帯でも堂々と行われてきた〝慣行〟なのだろう。

とりわけ水俣病公害で、企業の汚染責任が厳しく問われるようになり、その投棄作業は闇夜に密かに行われるようになったのだろう。それは、近代日本の恥である。

わたしの知人が江東区ベイエリアのマンションに住んでいる。立替え工事の話が持ち上がり土壌検査したら、ベンゼンなど有毒物が土壌からゾロゾロ出てきた。首都湾岸部一帯の土壌が、汚染されていることはまちがいない。

発ガン性、神経毒性、中毒死……

では――。これら毒物は、どれほど危険なのだろう。専門書により、その毒性群を裸にする。

①ベンゼン：正式名称はベンゾール。

塗料や農薬の溶剤。合成樹脂のポリスチレン、塩化ビニールなどの合成原料。防虫剤パラジクロロベンゼンの原料。その他、洗浄剤など。

▼毒性：

[短期] 皮膚、吸道の刺激。中枢神経への影響。化学性肺炎、高濃度では意識喪失。めまい、頭痛、吐き気、けいれん、腹痛、咽頭痛、嘔吐。

[長期] 造血器官・肝臓・免疫系をおかす。変異原性あり。**[発ガン性]** 国際基準（IARC五段階）：最悪一分類。（発ガン性あり）（『建築に使われる化学物質事典』風土社より）。

つまり、強烈な発ガン物質で、脳をおかす神経毒物。「変異原性あり」とは遺伝子が損傷して発ガン、奇形などのひきがねとなる。造血器官がやられるので悪性貧血、白血病などの原因に。さらに「化学工業製品の合成原料として幅広い用途がある」というから、捨てた容疑者企業も〝幅広い〟数にのぼるだろう。

よって、水質や大気、土壌汚染防止法でも厳しく規制されている。その基準値の四万倍以上も検出されたのだから、文字通り驚天動地。

②シアン：無色。特異臭のある可燃性気体。水、アルコールに溶けやすい。

▼**毒性**：猛毒物質。シアン化合物は、いずれも毒性が強い（『百科辞典』マイペディア）。

③**ヒ素**：用途はシロアリ駆除。ヒ素化合物は木材防腐剤として使われる。水には溶けにくい。

▼**毒性**：

[短期] 強い毒性を持ち致命的。目、皮膚、気道への刺激。消化管、循環系、腎臓、中枢神経への影響。重度の胃腸炎。腎臓障害。心障害、ショック、けいれん、チアノーゼ（唇など紫変）。咳、咽頭痛、息切れ、脱力。腹痛、下痢、嘔吐、意識喪失。目、粘膜、発赤、炎症、潰瘍。

[長期] 皮膚炎、粘膜、肝臓、骨髄、神経系への悪影響。神経障害、肝臓障害。貧血。[発ガン性]国際基準（ＩＡＲＣ五段階）：最悪一分類。「発ガン性あり」。

▼**備考**：あらゆる接触をさける。妊婦への暴露をさける。化合物を含めて、化学物質排出把握管理促進法の第一種「指定化学物質」に指定されている（『事典』前出より）。

④**鉛**：塗料、顔料、電池原料など。

▼**毒性**：

[短期] 吐き気、嘔吐。

[長期] 血液、骨髄、中枢神経系、腎臓障害、貧血、脳症（けいれんなど）、胃けいれん、ヒトの生殖、発生毒性。**[発ガン性]** ＩＡＲＣ分類２Ｂ。「人にたいして発ガン性を示す可能性あり」。

⑤**水銀**：蛍光灯、化合物の原料など。

▼**毒性**：

［短期］ 皮膚刺激。腎臓、胃腸、中枢神経への悪影響。咳、息切れ、腹痛、下痢、嘔吐、発熱、肺炎、不眠、全身の倦怠感。精神異常症状。皮膚が真っ赤に。

［長期］ 中枢神経への影響。情緒不安定。精神障害、記憶障害、言語障害、手足のふるえ。腎臓障害。蓄積性あり。生殖障害のおそれあり。**［発ガン性］** ＩＡＲＣ分類三。「人にたいして発ガン性分類できない」。

⑥六価クロム：合金、メッキ、皮なめし、顔料。

▼**毒性**：

［短期］ 咳、腎臓障害、潰瘍。皮膚や目が赤くなる。

［長期］ 皮膚アレルギー、肺炎、気管支炎、ぜんそく、肝臓、腎臓、胃腸への障害。**［発ガン性］** ＩＡＲＣ分類三。⑤に同じ（『事典』前出より）。

――以上。毒性を目で追うだけで戦慄する。

おそろしいのは、これらが地下水からすでに検出されていることです。その濃度は安全基準に比べてベンゼン一万倍、シアン一三〇倍、ヒ素四三倍……とケタ外れ。築地移転で一〇〇〇億円を超える浄化費用を都が負担する、という。恐るべき愚行。狂気の沙汰。もはや、これらパンドラの箱を永遠に開けてはならない……？

（出典：『東京新聞』二〇〇八年六月一七日）

5 毒物で〝洗濯〟！ ドライ・クリーニングでガンになる

残留ドライ溶剤でガンになる

なんでもドライ・クリーニングに出す癖のある方は要注意です。

仕上がったスーツやコートを着ていると、ガンになるおそれがある、と聞いたら、あなたは絶句するでしょう。

ドライ・クリーニングとは、文字通り「水を使わない」で洗濯する方法。では、何を使うか？ 有機溶剤です。ベンジンで油汚れを落とすのと同じ仕組みです。溶剤には①塩素系、②フッ素系、③石油系の三種があります。

現在、国内で主に使われているものが、①の塩素系の有機溶剤・パークロロエチレン。毒性、刺激性が強く、毒物で〝洗濯〟しているのがドライの実態なのです。

その毒性は、発ガン性、生殖障害、皮膚刺激性、流産、肝障害、腎臓障害、神経毒性……などが指摘されています。

軒先で三〇分は風にあてる

アメリカの推計値によると、毎年約三〇〇〇人のアメリカ人が、残留ドライ溶剤によるガンで死んでいる……と聞き、驚きました。

こうなるとクリーニングですら命がけ。

仕上がった背広などビニール袋から出すと、ツンと石油臭が鼻をつきます。これが有毒溶剤。そのままタンスにしまうと、中の衣類全体に〝発ガン物質〟が移ってしまう。クリーニングで仕上がった衣類は、軒先などに三〇分くらい吊るして溶剤を飛ばしてから、着るようにしましょう。

「ドライした合成皮革ズボンをはいたら一～二時間で膝や腿がヒリヒリ痛み、赤く腫れ、水ぶくれになった」という被害例も。これは残留したドライ溶剤による「化学火傷（やけど）」です。一〇〇～一三〇〇ppmもの高濃度の石油系溶剤が検出されています（埼玉県生活科学センター）。

「ムカツク」「キレる」原因にも

この臭いが強いほど有毒溶剤の残留はきつい。

毛布など、頭が痛くなるほど臭うことがあります。そんな毛布をかぶって寝たら、まさに〝発ガン物質〟〝神経毒物〟にくるまる自殺行為。新築の家にたちこめるツンツンした臭いの元凶も、これら有機溶剤です。いわゆるVOC（揮発性有機化学物質）。そこからシックハウスと呼ばれるさまざまな症状に襲われます。見逃せないのはイライラ、不安、暴力などを引き起こすこと。「ムカック」「キレる」は、なんとドライ仕上げのスーツや毛布でも起こるのです。

環境先進国ドイツなどの洗浄機は、ドライ溶剤を大気中に放出させないため、中の溶剤濃度が一定の安全な数値に下がらないとフタが開かないような仕組みになっているそうです。

しかし、日本では労働現場や残留について規制はゼロ。ただ、環境省が「大気中濃度を一定以下（一立米あたり年平均二三〇マイクログラム以下）」に定めているだけ。

スーツもせっけんで手洗いできる

「だけどスーツなどドライに出すしかないでしょう？」

たいていの主婦は嘆くはずです。それが、カンチガイ。スーツ類も自宅で洗えるのです。それもオール・ウールでもOK！　わたしは、自分のスーツやズボン類は、ほとんど手洗いです。するど、多くの主婦たちは「エーッ！」と絶句する。

まず、大きめの洗面台にぬるま湯をため、そこに粉せっけんを軽くひとつかみ、手で混ぜて泡立てておきます。汚れたスーツ、ズボンを浸して、ゆっくり両手で押し洗いします。たちまち水は灰色に汚れてくる。三〇回ほど押し洗いしたら、洗濯機の脱水にかけます。

同様にぬるま湯をためて脱水したスーツ類を浸し、三〇回の押しすすぎ。このとき、さかずき一杯ほどの「食酢」と「オリーブ油」を一〜二ccふりこむのがコツ。これはせっけんのアルカリ性を中和して、油分を補うためです。

あとは、バスタオルで水気を切って、型崩れを直し、陰干し。驚いたことに、このせっけん水洗いのほうが、ドライ・クリーニングより、肌触りから見た目まで、仕上がりが自然で、上品でなかなか……なのです。

せっけん水洗いの方がキレイ!

「ドライよりせっけん水洗いの方がキレイ!」

クリーニングのプロですら、そう言っている。自己流のセルフ洗濯に自信を持ちました。株式会社シャボン玉石鹸が発行している『シャボン玉　友の会だより』(No.97)に掲載された白栄舎クリーニング社長、茂木孝夫さんの解説には勇気づけられました。

「ドライは、油性の汚れは落としますが、汗などの水溶性汚れは落ちず、蓄積されて重く、汚く、臭くなっていきます」とは意外。さらに「ドライした衣類を水に漬けるだけで、汚れが溶けて茶色になる……」にはビックリ。高いお金を払うので、ドライ・クリーニングは万能だと信じていた主婦は、アゼンです。

つまり、ドライが得意とするのは油性汚れだけ。水に溶ける汚れには歯が立たない。

さらに「ドライ溶剤は、洗濯後、フィルターや活性炭を通過して、溶剤を取り替えることなく継ぎ足してくりかえし使うので、汚れが再び吸着して黒ずむことも……」(茂木さん)

この茂木さんは、ドライにたいしてウェット・クリーニング(水洗い)を提唱していることで有名。「水溶性の汚れ落ちが大変良く、さっぱりと肌触りも良く洗い上がります」には共感。さらに「業界でも水はもっとも洗浄力の高い〝洗剤〟です」に、日本全国の主婦は、まさに目からウロコでしょう。

では、なぜクリーニング業界はドライばかりでウェットは行われていないか？

その理由は、ウェットは「高度な技術が必要」「手間が何倍もかかる」つまり「コスト高」で嫌われてきたのです。

世界の業界はウェットに向かう

しかし——「ドライ溶剤は、大気汚染、土壌汚染、地下水汚染や地球温暖化そして健康被害と、さまざまな問題を抱えている」と茂木さんは警告します。なにしろ、いちど、環境を汚染すると地下浸透して何万年も分解されない……というから恐ろしい。そして「洗濯作業や、そこで受付をしている人や近隣の方はもちろん、クリーニングした衣類を着用した人々の体内にも入り込み、健康被害を起こしています。今までなぜこんな危険なものが、安全だと思われて来たのでしょうか？」

茂木さんの問いかけは、良心的なクリーニング業者全体の叫びでしょう。

作業現場の彼らこそが最大の被害者なのです。世界のクリーニング業界では、脱ドライの動きが急速に起こっているそうです。

「できるだけ、せっけんを使った水洗いをして、水洗いできないものだけをドライにすべき」という茂木さんの考えは、まちがいなく主流になるでしょう。

そのためには、あなたも「クリーニングはドライ」という先入観をあらためる必要があります。

「ウェットでやってね」と気軽にいえるクリーニングにしましょう。

❻「青汁」健康法に落とし穴——猛毒！ 硝酸塩汚染

〝ブルー・ベビー〟青汁の悲劇

アメリカで、かつて悲劇が起こりました。

それがブルー・ベビー事件。赤ちゃんが次々に変死する……。それも、顔や体が真っ青に変色して息絶える。その症状が奇怪なことから、この事件名が付いた。

病院関係者などの調査で、意外な原因があきらかになった。

これらの赤ちゃんは、例外なく野菜ジュースを与えられていた。新鮮な野菜はビタミンなど栄養豊富なはずなのに、なぜ？

さらに子細に調べると赤ちゃんを殺した犯人が、くっきり浮かび上がってきた。なるほど与えられた野菜ジュース原料の野菜は〝栄養満点〟だった。しかし、それらは隠れた有害物質も、たっぷり含んでいたのだ。硝酸塩である。その犯人は赤ちゃんの赤血球へモグロビンと結合して、血行障害を引き起こし、赤ちゃんを死なせたのだ。

硝酸塩とは、なんとも聞き慣れない物質。それは発色剤として食品添加物にも使われている。ハム、ソーセージがいつまでもピンク色で美しいのは、この硝酸塩を使用しているから。さらに発酵調整剤としてチーズ、清酒にも許可されている。

一日摂取許容量（ＡＤＩ）が、政府によって定められている。しかし、日本人の平均摂取量は、すでに規制値を超えてしまっている。安全基準オーバーの唯一の添加物といわれる。しかし、ハム、チーズなどの発色剤が原因ではない。食品添加物としての摂取量は一％以下に過ぎない。許容量オーバーの原因は、なんと野菜にあった。日本人の硝酸塩汚染ルーツの九六％は野菜だったのです……！

チッ素化学肥料の大量使用が元凶

なぜ人体を養ってくれるはずの野菜に、有害硝酸塩が残留しているのか？

「硝酸（ＨＮＯ３）は肥料など各種ニトロ化合物の製造につかわれる」と百科事典にある。ニトロ化とはＮＯ２化合物を生成すること。ここに有毒硝酸塩が生成、蓄積されるヒントがある。チッ素、リン酸、カリとは化学肥料の三大要素。つまり、野菜の硝酸塩汚染の元凶は、チッ素肥料の大量使用にあったのです。

分析調査で硝酸塩を多く含むのは促成栽培やハウス栽培の青物野菜であることが判明。たとえば、チンゲンサイ、大根（葉）、小松菜、ホウレンソウ、春菊、ミツバ……。一方、少ないのはカリフラワー、人参、長芋、キャベツ、白菜、カボチャ、トマト、キュウリなど。また有機栽培、露地栽培などの野菜は蓄積が少ない。

大切な栄養源の野菜の硝酸塩汚染は、欧米でも深刻な問題となっている。

EUは一九九七年一月、ホウレンソウとシリアル（穀物）加工食品にも許容値を設定した。これからも規制は厳しくなっていくでしょう。

日本人は全員許容量オーバーとは！

日本政府による硝酸塩ADI（一日摂取許容量）は、体重一キログラムあたり三・七ミリグラム（体重五〇キログラムなら一八五ミリグラム）。ところが日本人全員この許容オーバーというから、おだやかではない。とくに、ADIは体重換算なので幼児は二倍超の有害硝酸塩を摂取していることになる。子どもに青野菜を大量に食べさせるのは、考えものです。

硝酸塩は、毒性は弱いが、体内で亜硝酸塩に変化する。すると毒性は一気にパワーアップ。亜硝酸塩は、さらに発ガン物質「ニトロソ化合物」に変化して、発ガンの引き金となるのです。一九四五年、硝酸塩を含む飲み水で二人の乳児が、青ざめて急死した事件が発生。硝酸塩の思わぬ毒性が明らかになった。硝酸塩のため血液が酸素を運べなくなって死亡にいたった。それはメトヘモグロビン血症と呼ばれる。一九六〇年代には、野菜の硝酸塩でも同じ中毒被害が続出した。これがブルー・ベビー事件です。

一日二パックは危険！

EUは野菜類に残留する硝酸塩の許容基準を定めています。

野菜の冷凍・加工品は一キログラムあたり二〇〇〇ミリグラム。『食品と暮らしの安全』（二〇〇六年一〇月一日）によれば、市販の青汁商品（冷凍）で二銘柄がこの基準を超えていた。それは「キューサイ青汁」（一キロあたり二九〇〇ミリグラム）と「ほらケール畑から」（二五〇〇ミリグラム）。

体重五〇キログラムの人で許容量ＡＤＩは一八五ミリグラムなのに、キューサイは一パックで二九〇ミリグラムと大幅超。さらに同社は「一日二パックが目安です」とパンフレットで宣伝している。すると五八〇ミリグラムと、許容量三倍強の硝酸塩を摂取してしまう。むろん体内に侵入する硝酸塩は青汁だけではない。他の野菜からも摂るので「キューサイ一日二パック」愛飲は、かなり危険な〝健康法〟と言わねばならない。とりわけ乳幼児には厳禁です。

同社にとっても、このキューサイ硝酸塩汚染は意外な盲点であったはず。困惑しているのは消費者だけではあるまい。

「まずい」「エグイ」こんな野菜に用心

そこで思い付くのは、あのＣＭ……。東映ヤクザ映画で一世を風靡した「悪役商会」の俳優が、「ウーン！　まずい。もう一杯」としかめ面でやる。

農業専門家によれば「まずい」「エグイ」野菜に硝酸塩濃度が高い証拠。まさに、評判テレビＣＭがそれを証明していたのも皮肉です。

硝酸塩の汚染濃度が高い野菜ができる元凶は二つある。

一つは施肥多投。そのため土壌は過剰チッ素、過少ミネラルとなり硝酸塩過多の作物となる。犯人は化学肥料だけではなく、牛糞鶏糞など動物性堆肥の多投も一因。これらも大量のチッ素分を含むからだ。有機農法だから安心とばかりは言っておれない。キューサイなどは「無農薬で栽培」が売りもの。ただし、そこに牛鶏糞などの堆肥を多投したのではなかろうか。これらのチッ素過多による土壌汚染を疑うべきでしょう。

市販野菜の汚染は自然農法の一二倍

自然農法のホウレンソウの硝酸イオン濃度は二五・九ミリグラム（一〇〇グラム当たり）。これにたいして市販品は三〇二ミリグラムと一二倍近い汚染にはおどろく。もうひとつは、無農薬ハウス（A）と農薬散布ハウス（B：農薬は通常量の半分）の小松菜の比較。すると後者の硝酸塩濃度は二・八倍。レストランのシェフは、Aをかじり「これは美味しい！」とうなずき、Bは「これはまずい。料理には使えない」と瞬時に判断したという（食養学院、一瀬速教授の報告）。同教授によれば、「まずい生野菜」「漬かりにくい白菜」「なかなか煮えない大根」などは硝酸塩濃度が高いということです。

近代農業のまちがいが、結局、有害な〝狂った野菜〟を生み出してしまった。

世界の農業は、もういちど健康な土づくりから、やりなおすしかない。

7 粉ミルクで子どもは早死に——過成長の悪夢

アメリカに追いつけ、追い越せ！

太平洋戦争の敗戦が日本人に残した悲劇のひとつが身体コンプレックスです。「日本人は、体が小さかったから負けた」。進駐軍の若きGIたちを見あげて、人々はあぜん。その背の高きこと。その足の長きこと。八頭身という言葉には、日本人の羨望が込められています。現在でも理想男性の〝三高〟は高学歴、高収入に高身長……。戦後、とりわけ背の低い男性には、住みにくい世の中になったといえます。

日本政府は、焼け跡からの復興期に体位向上運動を全国展開しました。「体位向上」つまり、「背は高い」、「体は重い」子こそ〝健康優良児〟とみなしたのです。経済同様、身長も体重も「アメリカに追いつけ、追い越せ！」の大合唱。

導入されたのが粉ミルク保育。「母乳は栄養が乏しい」、「粉ミルクは大きく育つ」。

今から考えれば、背筋が寒くなるような発想で母乳育児は否定され、粉ミルクが推奨された。戦後、貧困を表す典型的な表現は、「子どものミルク代も払えない」。赤貧洗うがごとき家庭でも、赤ん坊に粉ミルクを飲ませるのがアタリマエと信じこまれていた。その背景には、日本を牛乳市場として開拓しようと狙うGHQの深慮遠謀があったことは、いうまでもない。

健康優良児、赤ちゃんコンテスト

また日本人に、「米を食わせるな」、「パンを食わせろ」という米国穀物メジャーの〝餌づけ〟政策による大々的な洗脳キャンペーン。これらはキッチンカーや学校給食などで日本復興支援の衣をまとっていたため、ほとんどの日本人は〝洗脳〟政策であることにまったく気づきませんでした。

そのマインドコントロール戦略のひとつが乳幼児や学童の体位向上運動。わたしの小学校時代には「健康優良児」が、毎年、学年単位で男女ひとりずつ選抜された。彼らは、クラスで一番大きな男女生徒だった。なかには先生より背の高い小学六年生もいた。彼らは郡大会に送られ、そこで〝勝ち抜く〟と県大会に出場。それは、まさに巨大児コンテスト。赤ちゃんも同じ。全国各地で赤ちゃんコンテストが開催され、体重計で目方を測られ横綱級の〝ヘビィ〟ベビーが優勝した。もちろん賞品は、スポンサーの粉ミルクメーカーから粉ミルクの詰め合わせ。

今から思えば、まるで家畜の品評会――。

そこには「人間、大きいことは健康の証し」という無邪気な体位信仰があったのです。

「一年の早熟は七年の早死に」

ところが日本には古くから「大男、大女に長生き無し」という言い伝えがあります。

さらに「一年の早熟は七年の早死に」という戒めも。この「成長過速の弊害」を告発する論文に出会いました。著者は是枝哲也医師（是枝医院、院長）。『綜合医学論文集』第四集では、日本人の「大きいことはいいこと」という〝体格信仰〟を厳しく批判する。

「――『先に咲いた花が、先に萎れる』ことは誰でも知っている。『動物の寿命は成長期間の三倍半が平均。五倍が限界』。ヒトも動物、早く大きく育つと長生きが難しいだけではなく、成人病の発現が早く、患う年齢が低いほど苦痛が強い」

ナルホド……。昔の人の成長は遅かった。日本人の成人式は二〇歳。このときまで成長が続けば、平均七〇歳まで生きることとなる。最大で一〇〇歳前後。

ところが、最近は子どもの栄養状態が良くて成長が早い。一五歳ではや大人と同じ体型となる。すると、これにならえば寿命は五〇代前半。最大でも七〇代半ばとなってしまう。

成人病に襲われる子どもの悲劇

すると、かならず反論が返ってくる。

「日本人の平均寿命は世界最長だから、その理論は誤り」というもの。ところが、現在、世界最長レベルの高齢を保っている人たちは、幼少年期は戦前の食うや食わずの時代。ほとんど例外なく粗食少食で育っている。彼ら全員が、ゆっくりと成長していったことを、忘れてはならない。さらに「平均寿命」の算出方法も各国でバラバラ。だから国際比較で一位、二位と自慢することがコッケイなのです（参照『病院で殺される』拙著、三五館）。

さらに、高齢者になるほど小柄である。一〇〇歳以上にもなれば、大柄な人は皆無といってもよい。まさに「大男、大女に長生き無し」。

是枝医師は、「大きいことはいいこと」という体格信仰で大きく育てられ、生活習慣病に襲われる子どもの悲劇を憂える。

「自分のためだけでなく、家族の悲嘆・社会負担の軽減、到来する食料難のためにも、少食・健全を目指すべきときにきている。予言者や修道者めいたことは言いたくないが、ものごとを長く歴史的視点から眺め、予測して意見を述べるのは老人の役目であろう」

過剰栄養で近視、骨折が増加

是枝論文は、誤った体位向上運動の結果として、まず近視、骨折の増加をあげている。

「近視は目が近いだけでなく、近視体質とでも言うべき体質の顕現であり、青少年の近視率は、その時代の生活の健康度の指標である」

それを証明するデータを以下に示す。近視率は大戦中に激減している。

「先の大戦中に近視率が低下したのは、大正二桁から昭和一桁の世代で、この世代は前後の世代よりも平均すると身長が低く、虫垂切除、胆石・高血圧・糖尿病などの病歴を有する率も低い。ちなみにドイツでも日本同様、近視率が上昇しているが、二回の敗戦に一致して大きな谷が二つある」（是枝医師）

砂糖消費量は、過栄養の指標でもある。それは近視率と連動し、大戦中はゼロに近い。

気になるのは、過栄養、体位向上とともに身体障害者も急増していることである。その数は一九七〇年には一三一万人。それが、三〇年で三倍、二〇〇一年には三九三万人にもたっしている。ちなみに、その九%が視力障害者である。

〝長身、早熟〟に自然気胸、動脈瘤

また、骨折の急増も近視と同じような傾向を示している。

一九七五年、全国小・中学校の校内、登下校時の骨折事故は一二万件。学校管理外の骨折がその一・五倍なので、合計で年間三〇万件。

「一九七七年、S小学校生徒の骨折経験者は八・九%。彼らは生まれていまだ平均一〇年たっていない」と是枝医師は呆れる。

その他、「自然気胸が増えている」という警告も。一九五五年から約二〇年間でほぼ五倍。武野良仁医師による調査では、「ほとんどが二〇歳代、圧倒的に男、長身、痩せ型が多い」という。すでに四〇年前に〝長身、早熟の危険〟が指摘されている。

さらに「胸部大動脈瘤」の激増にも目をむく。「発生頻度は、年に一〇万人中六一〇例」にたっしており「高齢化社会の到来と食生活の欧米化によって増加の一途」(田村晄一氏)。

さらに無症候性動脈瘤(直径五センチ以下)は、一九五〇年から二〇年間で一〇倍と爆発的な増加ぶり。また破裂による死者も一九六八年の六二五人から二五年間で五〇七〇人と一〇倍近い爆発増にあぜん……。

最悪の食物、肉と牛乳と砂糖……

これら〝悲劇〟激増の元凶は欧米化の食生活にあり——と是枝医師は断定する。

その最悪の食べ物は肉と牛乳と砂糖……。

「早すぎる成長、伸展の原因は高蛋白食、とくに動物性食品の多食である」、「なかでも牛乳がもっとも成長を促進する」、「動物に砂糖を与えるとアシドーシス（酸血症）が起こり、カルシウムが欠乏、骨格が狭小となり骨折しやすく、大動脈は狭隘化し、弾力も八割以下になる……」

是枝医師は戦後の誤った食生活を厳しく告発する。

しかし、このような警告がマスコミにのることはない。スポンサーである巨大食品産業がそれを許さないのです。

あとがき

目ざめてください。気づいてください。

ああ、赤ちゃんが消えていく……

〝不育症〟という言葉を、ごぞんじでしょうか？

子育てができない、という意味ではありません。

それ以前、母体が子どもを育めないのです。妊娠しても、胎児が流れてしまう。なんという悲しい「病気」でしょう。そんな、若い母親が、急速に増えています。なぜ、愛しい赤ちゃんが、消えていくのでしょう。それは、お母さんの子宮の羊水が汚染されているからです。わたしたちのまわりは、知らないうちに、それだけ〝毒〟で溢れている、ということです。

厚労省の報告は、衝撃的です。

「妊娠女性四一％流産……」

妊娠したことのある女性一〇人に四人が流産経験者なのです。さらに、流産や死産を繰り返し、出産不能な〝不育症〟患者が年間八万人にたっする、という（厚労省研究班、報告）。この人数は、年間に不妊治療を受ける患者に匹敵します。

〝不育症〟より深刻なのは、不妊症です。そもそも、妊娠できない……。

日本の夫婦の三分の一は、子どもが産めない！　あなたは、信じられますか？

そして、胎児の奇形率は、日本が世界で一番だといいます。にわかに信じがたいでしょう。

しかし、それも当然なのです。

一〇年で六〇キロの化学〝毒〟！

日本人は、一年間に一人平均六キロもの化学物質を〝食べている〟のです。

一〇年間で六〇キロです。大人約一人分の化学物質を、身体の中に入れている。

化学物質の正体は、毒物です。食品添加物や農薬、医薬品、環境毒物など……。

日本は、世界でもっとも多くの食品添加物・合成洗剤が使われているそうです。農薬の単位面積当たりの使用量も世界一です。合成洗剤は年一〇〇万トン！　さらに、愛用の化粧品、シャンプーや毛染め、ヘアケア用品などが「経皮毒」として体内に侵入してきます。おまけに新築住宅やマンションの壁に張られたビニールクロスや化学建材などから揮発性の有毒化学物質が、室内にたちこめ、それが呼吸器から侵入してきます。これら体内に侵入してきた〝毒〟は、どこにいくのでしょう？

それらは、まず脂肪に蓄えられます。

だから、人体の脂肪は〝毒〟の貯蔵庫なのです。つまりは、〝毒〟のエキスですね。それを脂肪毒といいます。肥満体の人の死亡率は、正常な人の約三倍といわれます。人体にそれだけ〝毒〟をためこんでいるから当然です。〝脂肪率〟は死亡率なのです。

万病の元はたまった〝体毒〟

病気はどうして起こるのでしょう？

万病の原因は、〝体毒〟です。身体にたまって、排泄しきれなかった老廃物や汚染物質は、毒素として脂肪をはじめ、全身の臓器、組織に蓄えられます。それは、一種の人体汚染です。汚染された組織、臓器は、生命力が衰えます。そこに、ウイルスや細菌が繁殖して炎症や臓器不全を起こすのです。だから、身体は、これら毒素をなんとか体外に排出しようとします。

さて——。

女性が妊娠したら、どうなるでしょう？

母体は、身体にたまった毒素を、まず子宮内の羊水に排泄します。だから、最近の若い女性の羊水は、愛用するシャンプーの香りがするそうです。

シャンプーの香りは、石油から作られた化学合成香料です。言い方を変えれば、石油系毒物です。母体は、自分を守るために、胎盤や子宮、羊水に毒素を排泄するのです。

そんな、化学毒で汚れた羊水の中で赤ちゃんが育つはずはありません。

さらに、恐ろしいことに、母体は自らを守るために、自分の身体にたまった〝体毒〟（化学物質）を、胎児に排泄するのです。

自然界とは、なんと残酷なものでしょう。母体は、自らが生き延びるために、我が子を毒物の捨て場として犠牲にするのです。

その悲劇を、私たちは知っています。それが、胎児性水俣病です。

神経毒の有機水銀で汚染されたお母さんは、我が子を出産することで、その汚染障害をまぬがれます。しかし、産まれた子どもは重度の脳性マヒを背負って産まれたのです。

母体の有機水銀は、そっくり愛する我が子に移行したのです。

シャンプー、クスリの〝毒〟

同じ悲劇が、今も日本中で起こっています。

それが、全国で激増している〝不育症〟であり、不妊症なのです。

あなたは初めて聞いた……と絶句するはずです。あたりまえです。日本のテレビや新聞を見てください。これら驚愕事実を、いっさい教えてくれません。

それも当然です。テレビＣＭしている市販シャンプーは、本書で述べたように恐るべき皮ふ毒物です。「髪すこやかに！」どころではない。ネズミの背中に塗れば三割は血を吹いて死ぬほどの猛烈な皮ふ毒物です。それを、「髪や地肌を健康に！」と、堂々とCMで流す。まさに、白昼堂々のサギ犯罪です。

風邪薬や痛み止めなど市販薬CMにも、呆れ果てます。

病院で処方する薬も同じ。これらは、すべて〝毒〟です。「クスリは毒物」である。それは、医者でも認めています。

万病は〝体毒〟で生じます。そこに、新たに〝薬毒〟を投入する。さらに、〝毒素〟は増えて、病気が悪化するのは、あたりまえです。こんなことは、小学一年生でも、わかるはずです。

それが、大の大人がわからない。情けないを通り越して、悲しくなります。

ガンの医者、千人殺して一人前

その最悪ケースがガン治療です。

ガンとは、体内に溜まって排泄できなくなった〝体毒〟を一時的に、蓄えるために発生します。血液が〝体毒〟で汚染されると最悪、血が腐る敗血症になります。すると、一週間以内に死亡します。その悲劇を避けるため、身体は、〝毒〟を溜める場所をつくるのです。それが、ガンです。つまり、ガンとは血液浄化装置であり、延命装置なのです。この〝ゴミ溜め〟ができなければ、患者は敗血症でアッというまに死んでしまいます。

だから、ガンほどありがたいものはありません。心から感謝すべきです。

ところが、現代のガン治療は、ガン患者に超猛毒の抗ガン剤を投与します。

必死で、体内の毒素を貯蔵し、それを必死で排泄しようとしているガン患者の身体に、猛毒を注ぎ込む。狂気の沙汰というより、悪魔の所業です。

ガンという〝体毒〟に、抗ガン剤という猛烈な〝薬毒〟を加えたら、ガンは増大し、患者はみるみる衰弱して死んでいく……。それは、赤子でもわかります。

それでも、医者は平然と、この超猛毒を弱ったガン患者の体内に、注ぎ込む……。

もはや、それは、治療という名の詐欺行為であり、虐殺行為そのものです。

こうして毎年、日本で亡くなるガン患者三六万人のうちおよそ三〇万人は、ガン治療という名の殺戮で惨殺されているのです。

こうして、日本の医者は一生で平均一〇〇〇人虐殺しています。

ガンの医者、千人殺して一人前……。

このような悲しすぎる悲劇、悔しすぎる惨劇は、もう終わりにしなければいけません。この本を、その気づきのための手掛かりとしてください。

あなたの、愛するひとたちのために……。

（本書は月刊誌『森下自然医学』に二〇〇五年八月から連載されている「身近に潜むアブナイもの」より、四〇話を加筆して再編したものです）

船瀬俊介（ふなせ・しゅんすけ）

1950年、福岡県生まれ。九大理学部を経て、早大文学部、社会学科卒業。日本消費者連盟スタッフとして活動の後、1985年、独立。以来、消費・環境問題を中心に執筆、評論、講演活動を行う。主なテーマは「医・食・住」から文明批評にまで及ぶ。近代の虚妄の根源は――近代主義（モダニズム）の正体は帝国主義（インペリアリズム）であったと指摘。近代に於ける医学・栄養学・農学・物理学・化学・建築学さらには哲学・歴史学・経済学まで、あらゆる学問が“狂育”として帝国主義に奉仕し、人類支配の“道具”として使われてきたと告発。近代以降の約200年を「闇の勢力」が支配し石炭・石油・ウランなどで栄えた「火の文明」と定義し、人類の生き残りと共生のために新たな「緑の文明」の創造を訴え続けている。有為の同志を募り月一度、「船瀬塾」主宰。未来創世の端緒として、『新医学宣言』を提唱、多くの人々の参加を呼びかけている。

主な著作に『抗ガン剤で殺される』、『笑いの免疫学』、『病院に行かずに「治す」ガン療法』、『アメリカ食は早死にする』、『ショック！やっぱりあぶない電磁波』、『原発マフィア』、『和食の底力』、『STAP細胞の正体』（以上、花伝社）、『クスリは飲んではいけない!?』、『ガン検診は受けてはいけない!?』、『「長生き」したければ食べてはいけない!?』、『放射能汚染だまされてはいけない!?』（以上、徳間書店）、『五大健診は病人狩りビジネス』（ヒカルランド）、『病院で殺される』、『3日食べなきゃ7割治る』、『やってみました！　1日1食』（三五館）、『できる男は超少食』（主婦の友社）などがベストセラーに。

さらに『新医学宣言――いのちのガイドブック』（キラジェンヌ）、『THE GREEN TECHNOLOGY』（彩流社）ほか多数。

船瀬俊介公式ホームページ
http://funase.net
無料メールマガジン配信中！

買うな！ 使うな！ 身近に潜むアブナイもの PART 1

2015年10月25日　初版第1刷発行
2024年 2月 5日　初版第5刷発行

著者 ――――― 船瀬俊介
発行者 ―――― 平田　勝
発行 ――――― 共栄書房
〒101-0065　東京都千代田区西神田2-5-11 出版輸送ビル2F
電話　03-3234-6948
FAX　03-3239-8272
E-mail　master@kyoeishobo.net
URL　https://www.kyoeishobo.net
振替　00130-4-118277
装幀 ――――― 黒瀬章夫（ナカグログラフ）
イラスト ――― 駒見龍也
印刷・製本 ―― 中央精版印刷株式会社

ISBN 978-4-7634-1067-2 C0077